爱心帖

专家提示

青春痘虽小，却会直接影响人们的外在美，甚至会伤及年轻人的爱美之心灵。

怎样预防、怎样诊治、怎样护理、怎样正确选择与使用护肤用品，常给饱受青春痘困扰的病友们带来困惑。

《专家诊治青春痘》引领您走进答疑解惑的课堂，使您走出误区，了解、掌握护肤的知识与方法，让您受伤的肌肤得以修复，重现青春健康的美丽。

《专家诊治青春痘》

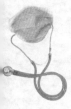

挂号费丛书 **升级版**

姓名		性别		年龄		就诊卡号	

专家诊治
青春痘

科别	皮肤科	日期		费别	

主　编　邹　颖　王学民

作　者　袁　超　胡蔚毅　刘　娜

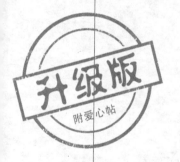

药价		

上海科学技术文献出版社

图书在版编目（CIP）数据

专家诊治青春痘 / 邹颖，王学民主编 . —上海：上海科学技术文献出版社，2012.8
ISBN 978-7-5439-5388-8

Ⅰ.①专… Ⅱ.①邹…②王… Ⅲ.①痤疮—防治 Ⅳ.① R758.73

中国版本图书馆 CIP 数据核字（2012）第 066968 号

责任编辑：胡德仁
美术编辑：徐　利

专家诊治青春痘
主编 邹　颖　王学民
＊
上海科学技术文献出版社出版发行
（上海市长乐路 746 号 邮政编码 200040）
全国新华书店经销
常熟市人民印刷厂印刷
＊
开本 850×1168　1/32　印张 5　字数 96 000
2014 年 6 月第 2 次印刷
ISBN 978 - 7 - 5439 - 5388 - 8
定价：15.00 元
http://www.sstlp.com

专家诊治青春痘

主编 邹 颖 王学民

作者 袁 超 胡蔚毅

刘 娜

随着人们物质文化生活水平的提高，一旦生了病，就不再满足于"看病拿药"了。病人希望了解自己的病是怎么得的？怎么诊断？怎么治疗？怎么预防？当然这也和疾病谱的变化有关。过去，患了大叶性肺炎，打几针青霉素，病就好了。患了夜盲症，吃些鱼肝油丸，也就没事了。至于怎么诊断、治疗，怎么预防，人们并不十分关心。因为病好了，没事了，事过境迁，还管它干嘛呢？可是现代的病不同了，许多的病需要长期治疗，有的甚至需要终生治疗。许多病不只需要打针服药，还需饮食治疗、心理调适。这样，人们自然就需要了解这些疾病的相关知识了。

到哪里去了解？当然应该问医生。可是医生太忙，有时一个上午要看四五十位病人，每看一位病人也就那么五六分钟，哪有时间去和病人充分交谈。病人有困惑而不解，自然对医疗服务不满意，甚至对医嘱的顺从性就差，事实上便影响了疗效。

病人及其家属有了解疾病如何防治的需求，而门诊的医生爱莫能助。这个矛盾如何解决？于是提倡普及医学科学知识，报刊、杂志、广播、电视都常有些介绍，对一般群众增加些防病、治病的知识，当然甚好，但对于患了某病的病人或病人的家属而言，就显得不够了，因为他们有很多很多的问题要问。把与某一疾病相关的知识汇集成册，是一个好主意,病人或家属一册在手,犹如请来了一位家庭医生,随时可以请教。

上海科学技术文献出版社有鉴于此,新出一套"挂号费丛书"。每册之售价约为市级医院普通门诊之挂号费,故以名之。"挂号费丛书"尽选常见病、多发病,聘请相关专家编写该病的来龙去脉、诊断、治疗、护理、预防……凡病人或家属可能之疑问,悉数详尽解述。每册10余万字,包括数百条目,或以问诊方式,一问一答,十分明确;或分章节段落,一事一叙一目了然。而且作者皆是各科专家,病人或家属所需了解之事他们自然十分清楚,所以选题撰稿,必定切合需要。而出版社方面则亦在字体、版式上努力,使之更能适应各阶层、各年龄之读者需要。

所谓珠联璧合,从内容到形式,"挂号费丛书"确有独到之处。我相信病人或家属读了必能释疑解惑,健康的人读了也必有助于防病强身。故在丛书即将出版之时,缀数语于卷首,或谓之序,其实即是叙述我对此丛书之认识,供读者参考而已。不过相信诸位读后,必谓我之所言不谬。

复旦大学附属中山医院内科学教授

上海市科普作家协会理事长

杨秉辉

总序

患了青春痘主要有哪些症状

患了青春痘会出现哪些症状 …………… 002

青春痘流行病学调查结果 …………… 002

青春痘有哪些临床表现 …………… 003

青春痘有哪些分型 …………… 010

青春痘有哪些分级 …………… 017

痤疮中医学有哪些分型 …………… 019

患了青春痘需进行哪些项目诊断检查

各型痤疮该怎样诊断检查 …………… 024

患了痤疮需做哪些辅助检查 …………… 025

痤疮应怎样鉴别诊断 …………… 026

青春痘病人需掌握哪些基础医学知识

何谓青春痘 …………… 034

皮肤有哪些基本结构与功能 …………… 034

青春痘发病有哪些相关知识 …………… 046

医生对青春痘病人会进行哪些诊断治疗

患了青春痘有哪些治疗方法 …………… 058

青春痘有哪些口服药物 …………… 058

青春痘有哪些外用药物 …………… 066

青春痘有哪些物理治疗 …………… 069

中医学怎样治疗青春痘 …………… 087

痤疮有哪些治疗方案 …………… 094

治疗痤疮有哪些误区 …………… 098

专家诊治 青春痘

ZHUANJIA ZHENZHI QINGCHUNDOU

目录

经医生诊断治疗后病人应怎样进行康复

患了"青春痘",应如何康复 …………… 104

青春痘病人生活应有良好习惯 ………… 110

化妆品与青春痘的关系 ……………… 113

怎样预防青春痘 ……………………… 117

经治疗后青春痘病人应怎样康复 ……… 121

青春痘与皮肤美容

青春痘与化妆品 ……………………… 130

青春痘与敏感性皮肤 ………………… 141

青春痘与男性皮肤护理 ……………… 145

挂号费丛书·升级版总书目

患了青春痘
主要有
哪些症状

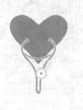

姓名 Name _____ 性别 Sex ___ 年龄 Age ___

住址 Address _____

电话 Tel _____

住院号 Hospitalization Number _____

X 线号 X-ray Number _____

CT 或 MRI 号 CT or MRI Number _____

药物过敏史 History of Drug Allergy _____

患了青春痘
会出现哪些症状

"青春痘"顾名思义,就是好发于青春期人群的"小痘包"。门诊经常会有病人十分迷惑的请教医生:"我脸上到底长的是什么呢? 是'青春痘',还是'痤疮'?"其实,"青春痘"是一种通俗而形象的说法,它的学名就叫作"痤疮",还有其他的一些别名,如面疱、粉刺、酒刺、暗疮、肺风、壮疙瘩等。

痤疮是一种常见的皮肤病,该病对于健康的影响虽然相对较轻,但由于它直接影响到美观,常给广大病人带来心理上以及社交上的困扰。有研究表明,痤疮对于病人心理上的影响超过了哮喘和癫痫。现在,我们首先来了解一下青春痘的发病情况。

青春痘流行病学
调查结果

青春痘多见于青春期人群,国外调查表明,通常从10几岁起都会受到一定程度的影响,16岁时发病率高达83%~95%。然而,这种疾病不受任何一个年龄阶段的限制,从儿童到成人,几乎所有年龄段的人都可以发病。中国皮肤病协会、中国青少年联合会联合调查结果显示:11~25

岁的青少年痤疮发病率达80％以上,26~35岁的青年人发病率达15％以上。

根据我国各地流行病学调查的结果,青少年痤疮患病的高峰在16~20岁,其余年龄段的患病率相对较低。

在性别分布方面,男、女性之间的患病率有显著差异,但不同年龄组表现的差异并不一致。一项对青春期痤疮的患病情况调查发现:高中组女性患病率为81.9％,男性患病率为90.4％,男女患病率差异显著;大学组女性患病率为42.3％,男性患病率为39.5％,男女患病率无显著差异;而总的男性患病率68.4％,女性患病率63.6％,男性显著高于女性。而大于25岁的青春期后的痤疮,其患病人群则绝大部分为女性,女性占总患病人数的82.4％~100％。

青春痘有
哪些临床表现

青春痘的临床表现有哪些?也就是说,它长得啥样?什么样的"痘痘"是青春痘呢?现在就让我们来认识一下。

青春痘常好发于皮脂分泌旺盛的部位,如面部、颈部、躯干上部和上臂。因此常有病人朋友提问:"为什么别人的痘痘发在脸上,而我的青春痘会发在胸部、背部?"这就是因为这些部位均为皮脂较多的部位,也是青春痘的"发源地"。

　　青春痘可表现为多种皮肤损害，可以是粉刺、丘疹、脓疱、囊肿、结节、瘢痕等。下面分别介绍一下各种损害的特点。

　　① 粉刺：有白头粉刺和黑头粉刺两种。白头粉刺又称闭合性粉刺，为针尖至针帽大小，皮色丘疹，开口不明显，不易挤出脂栓，较易引起炎症反应（图1）；黑头粉刺又称开放性粉刺，可见明显扩大的毛孔，中间有小黑点，可挤出黄白色的脂栓，也就是我们平时俗称的"脂肪粒"（图2）。粉刺周围的炎症可导致丘疹的形成。

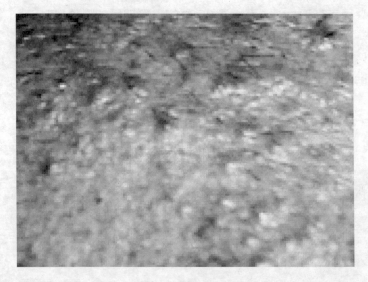

图1　白头粉刺

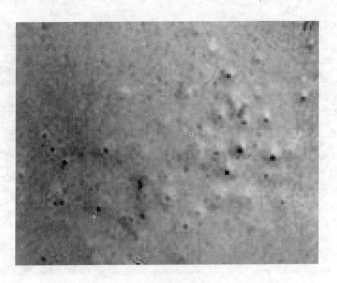

图2 黑头粉刺

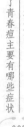

② 丘疹：是一种局限性隆起皮面的实质性损害，直径一般小于0.5厘米。颜色可以为多种，而痤疮的丘疹常为炎性红色皮疹（图3）。

③ 脓疱：为一局限性的皮肤隆起，内含疱液，青春痘的脓疱大部分为黄色，脓疱大小不一，深浅不一，青春痘的脓疱大部分是由丘疹演变而来，如果在丘疹的顶端发生脓疱，又称脓疱丘疹。如果脓疱比较深，容易形成瘢痕（图4）。

④ 结节：为可见的隆起性损害，是可触及的圆形或椭圆形的局限性实质性损害，直径大于0.5厘米，它的特点是比丘疹深而且大。痤疮结节常为淡红色、暗红色或紫红色，显著隆起呈半球形或圆锥形，也可深埋在皮下，触摸有硬结感。部分结节可自行吸收，但是也可破溃形成溃疡，愈后遗留瘢痕（图5）。

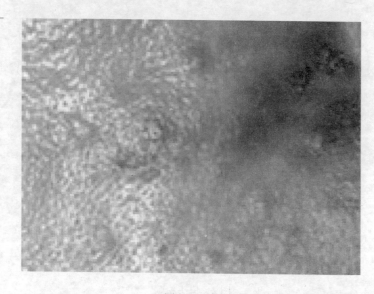

图3 丘疹

图4 脓疱

⑤ 囊肿：为含液体或半固体物质（液体、细胞及细胞产物）的囊形损害，球形或卵圆形，触之有弹性感，在中等严重

的病例,可以发生囊肿性损害(图6)。

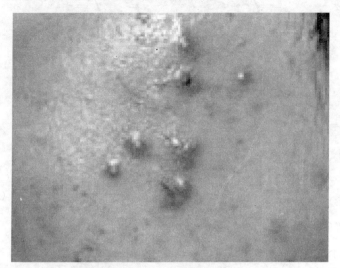

图5　结节

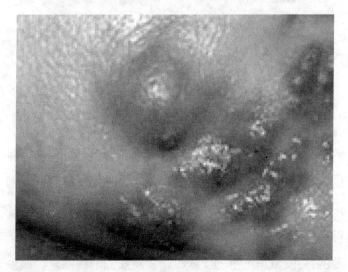

图6　囊肿

痤疮皮损模式如图7所示。

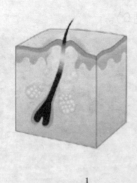
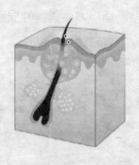

1 2

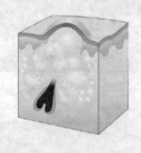
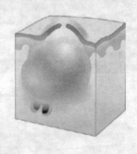

3 4

图 7　痤疮皮损模式图

1.丘疹,2.结节,3.脓疱,4.囊肿。

⑥ 瘢痕:为真皮或深部组织缺损或破坏后经新生结缔组织修复而成,其轮廓与先前存在的损害相一致。较周围正常皮肤低凹者为萎缩性瘢痕;高出皮肤表面的为增生性瘢痕,系因胶原过度增生而形成。有瘢痕的皮肤其表皮是薄的,一般没有正常的皮肤纹理及皮肤的附属器官。很少有自觉症状,有时可有痒感或痛感。常见于结节型痤疮和重度痤疮(图8)。

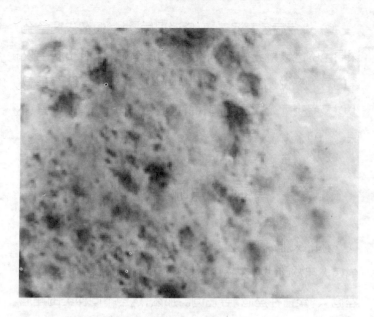

图 8　萎缩性瘢痕

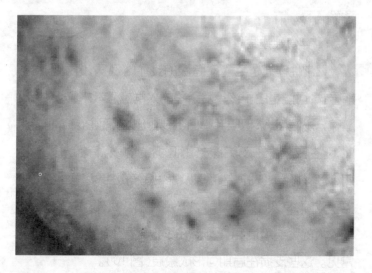

图 9　炎症后色素沉着

⑦ 炎症后色素沉着：痤疮消退后，常常遗留浅褐色至深褐色的色素沉着，是痤疮常见的后遗症，这对于肤色较深的病人来说尤其显著。可能是炎症反应时皮肤巯基减少以及受炎症介质的影响，而在皮疹消退后遗留的色素加深（图9）。

青春痘有哪些分型

在临床上，根据痤疮的不同表现，分为多种类型，细心的病人朋友可能会在就诊时、各种相关资料中看到"寻常性痤疮"、"聚合性痤疮"等名词。那么，这些不同种类的痤疮都有哪些特点呢，结合之前介绍的临床表现，让我们来简单了解一下。

1. 寻常性痤疮

寻常性痤疮是毛囊皮脂腺的炎症性疾病，好发于青春期男女，可能是由于该年龄阶段的人群雄激素水平较高，皮脂腺分泌旺盛，淤积于毛囊口不易排出，从而形成粉刺。因此，它主要发生于皮脂腺分泌旺盛的区域，特征为黑头粉刺、丘疹、脓疱、囊肿、结节以及常常留有瘢痕。在面部最常见于双颊，其次是鼻部、前额以及颏部。耳部也常累及，形成较大的黑头粉刺和囊肿。在颈部，大的囊肿性皮损更为常见。这些皮损在后期可形成瘢痕（图10）。

寻常性痤疮常以某1~2种皮损为主要表现，非炎症性痤疮的特征是白头粉刺和黑头粉刺的形成。白头粉刺的典型皮损是约 1 毫米大小的肤色丘疹,没有明显的毛囊开口或伴随的红斑。这些皮损用肉眼看并不明显,通过触摸或对着皮肤的侧光照射会比较容易看清楚。相反,黑头粉刺是圆顶状的丘疹伴有显著扩张的毛囊口。炎症性痤疮的皮损从粉刺形成开始,逐渐增大形成丘疹、脓疱、结节和囊肿等不同严重程度的皮损。脓疱的大小大致相同,其中充满无菌的白色脓液。但皮损进一步加重时,便形成结节,伴有触痛。而囊肿的位置则更深,其中充满了脓液和血液的复合物。

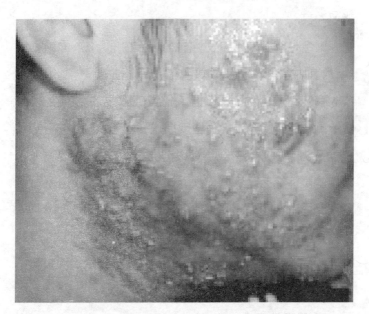

图 10　寻常性痤疮

　　炎症后色素沉着和持久性红斑通常是炎症性痤疮的后遗症,虽然色素沉着在数月后常常会消退,但有时会比较持久。而凹陷性瘢痕和肥厚性瘢痕常常是结节和囊肿性痤疮的后续。因此，为了避免瘢痕对于容貌的影响，早期的治疗是有必要的。

2．聚合性痤疮

聚合性痤疮是一种少见的严重病例，其皮损特征是大的脓肿、囊肿和炎症结节，化脓是聚合性痤疮的典型特征。该病最常发生于16岁左右的男性青年，可延续至成年，少数病人甚至可一直到50岁。女性较少发生这种类型的痤疮。除了发生在面部，还可见于背部、臀部和大腿，其中以背部为甚。

聚合性痤疮的囊肿很明显，最常发生于前额、面颊和颈前，囊肿内含有浓厚的、淡黄色黏稠带血性的液体。用手触摸时有波动感，破溃后可流出有恶臭的脓液，并且通常会很快被同样的物质充满。有些皮损是许多多头粉刺（常为双头或三头粉刺）通过内部窦道相连形成大的脓肿，还有一些群集的炎症结节。这些皮损可以互相融合成片，愈合后可留下明显的瘢痕，从而影响美观。

聚合性痤疮如果合并化脓性汗腺炎和头皮脓肿性穿凿性毛囊周围炎，则被合称为毛囊闭锁三联征，是一种较罕见的、常染色体显性遗传的皮肤病。

3．暴发性痤疮

暴发性痤疮是一种罕见的极为严重的囊肿性痤疮，常发生于10几岁的男孩。病人常有寻常性痤疮的病史，在原有的痤疮基础上，突然并且加重。其特征是明显炎症性结节和斑块,并迅速出现化脓性变性,出现高低不平的溃疡,溃疡基底为胶冻样物质,表面可形成痂皮,去除痂皮可露出血面和窦道开口。大多见于胸部和背部,面部皮损常较轻。

该病发病时,常见发热和白细胞增多、红细胞沉降率增快,还可伴有多关节痛和多发性肌痛、破坏性关节炎以及肌病,还可见灶性溶骨损害。

4. 其他类型的痤疮

① 热带痤疮:热带痤疮是一种少见的严重痤疮,发生于热带的湿热季节,常发生于有寻常性痤疮病史的年轻成年人。在热带服兵役和背背包的人尤其好发该病。在高温环境中工作的人员,如炼钢工人、烧炉工人也可发生该病。该病可持续存在,直至病人转移至气候凉爽和较干燥处才能缓解。

热带痤疮通常不累及面部,而主要发生在背部、臀部和大腿。皮损为结节、囊肿及脓疱,通常没有或很少有黑头粉刺。

② 月经前痤疮:许多女性病人常常会有这样的体会,在月经前痤疮会加重。这种情况常发生于月经前 1 周左右,皮损数目为 5~10 个,以炎性丘疹为主要表现。经期后迅速缓解,但呈周期性发作。该病可能与黄体酮等激素水平的变化有关,以雌激素为主的避孕药可减少或预防月经前痤疮的发生。

③ 青春期前痤疮:青春期前痤疮可分为新生儿、婴儿和儿童期 3 个阶段。新生儿痤疮是一种常见的疾病,发生

于新生儿期也就是出生后4周以内。通常在出生后数天出现，多见于男婴，其特征为面部粟米大小的丘疹、白头粉刺和针尖大小的脓疱，通常没有黑头粉刺、结节和囊肿，不累及胸、背部。这些皮损常常在几天或数周后自行消失（图11）。

婴儿期痤疮为出生后4周至1周岁以内的痤疮，可以是新生儿痤疮的延续，也可以是之后发病。临床上，其粉刺比新生儿痤疮更为显著。该病通常在1~2年内消退，但也可延续到儿童期、青春期甚至成年。

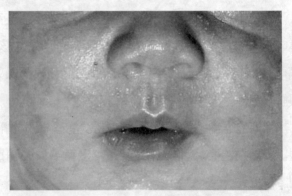

图11　新生儿痤疮

儿童期痤疮可由婴儿期痤疮延续而来，或在2岁以后发病，也常见于男孩。通常有中、重度痤疮的家族史。表现为成群的粉刺、丘疹、脓疱和囊肿，常局限于面部。病程长短不等，可以从数周到数年，偶尔也会发展为较为严重的青春期痤疮。

④ 化妆品痤疮：化妆品痤疮是指连续接触化妆品一段

时间后,在接触部位发生的痤疮样毛囊皮脂腺炎症。主要表现为闭合性粉刺及脓疱性损害。化妆品痤疮的发生与化妆品质量(如含有不纯的凡士林、卤素等原料)和使用化妆品不当有关。化妆品痤疮是一种外源性痤疮,或者说是一种特殊类型的接触性皮炎。临床表现为发生在化妆品的接触部位,往往在使用可疑化妆品后一段时间才出现,可以是较多闭合性粉刺周围有少量的脓疱或以小脓疱为主,也可出现黑头粉刺。皮损的严重程度与化妆品的使用量和频率有关,当停止使用后皮损可逐渐减轻,甚至消退。

化妆品痤疮中有一种由润发油引起的痤疮,称为润发油痤疮。几乎均发生于黑种人,尤其是男性。这些人习惯将各种油脂涂到头发或者面部起到化妆效果。皮损表现为前额、颞部、面颊和颏部的白头粉刺。

⑤ 职业性痤疮:职业性痤疮是指在生产劳动中接触矿物油类或某些卤代烃引起的皮肤毛囊、皮脂腺慢性炎症损害。其中由煤焦油、页岩油、天然石油及高沸点分馏产品与沥青等引起的称为油痤疮。表现为接触部位多数毛囊性损害,可见毛孔扩张、毛囊口角化、毳毛折断及黑头粉刺。常有炎性丘疹、脓疱、结节和囊肿。较大的黑头粉刺挤出脂质栓塞物后,常会遗留凹陷性瘢痕。大多发生于眼睑、耳郭、四肢伸侧,特别是与油类浸渍的衣服摩擦的部位,而不限于面、胸背等寻常性痤疮的好发部位。

由某些卤代芳烃、多氯酚及聚氯乙烯热解物等引起的职业性痤疮称为氯痤疮。为接触部位发生的成片毛囊性皮损,以黑头粉刺为主。初发时常在眼外下方及颧部出现密集的针尖大小的小黑点,日久在耳郭周围、腹部、臀部及阴囊等处出现较大的黑头粉刺,伴有毛囊口角化,炎性丘疹较为少见。

⑥ 机械性痤疮:许多机械性因素,包括各种压迫、张力、摩擦、拉伸、牵拉等都可以使已存在的痤疮加重或发生新的痤疮。其发生机制主要是各种物理因素使皮脂腺导管不通畅而激发了毛囊性炎症反应。其最为关键的特征是痤疮损害特殊的分布。如戴头盔者的下颏吊带处、小提琴手的颏部托琴处、驾驶员与椅背长期摩擦处,以及外科胶带、矫形石膏托接触的部位。因此,针对各种机械性因素采取预防措施是该病防治的关键。

⑦ 药物性痤疮:药物性痤疮是一种病人在求医及诊疗过程中引起的医源性疾病。如长期服用皮质类固醇激素泼尼松的病人,可发生痤疮,皮损集中在胸背部,表现为暗红色圆顶状丘疹,大小和形状较为一致,可有脓疱,但没有囊肿和结节。面部外用激素类药物不当也可引起痤疮,表现为红斑基础上的炎症性丘疹和脓疱。即使停用激素也会长期发作,但皮损最终仍可消退。

其他可引起药物性痤疮的药物有:合成代谢的激素(如达那唑、睾酮)、促肾上腺皮质激素、苯妥英、异烟肼、碘化物、溴化物等。

⑧ 夏季痤疮:夏季痤疮是有一种罕见的痤疮类型。常常在春季发病,夏季加重,到秋季天气转凉后可完全消退。

通常只发生于 25~40 岁的女性。表现为暗红色、圆顶形、坚硬的丘疹，一般不超过 3~4 毫米，不发生黑头粉刺和脓疱。大多发生于面颊，之后扩散到颈部、胸部和肩部，还可发生于上臂。

⑨ 剥脱性痤疮：剥脱性痤疮又称挑剔者痤疮或少女人工痤疮，主要见于患有浅表性痤疮的女性，其原发皮损很轻，但病人有强迫性神经质性习惯，经常疑虑重重，用镜子或放大镜寻找面部微小的粉刺，用手或其他器械进行挤压，从而导致结痂、萎缩，遗留瘢痕。

对于这类病人，心理上的治疗显得尤为重要，包括不要过度清洁面部，不必用放大镜观察皮肤，以及剪短指甲。

⑩ 清洁剂性痤疮：有些病人使用有致粉刺性物质的肥皂过度清洁面部，每天洗脸 4 次以上，可发生这种类型的痤疮。表现以白头粉刺为主。我们日常使用的肥皂很少致粉刺，不饱和脂肪酸、抑菌剂以及反复的摩擦可能是其致病原因。

青春痘有哪些分级

国内外对于痤疮的分级，有许多不同的方法。

1. Pillsbury 分级法

目前应用最为广泛的是 Pillsbury 的 4 级分级法，具体如下：

① 轻度，即 I 级：粉刺为主要皮损，可有少量丘疹和脓

疱。总皮损数少于 30 个。

中度,包括Ⅱ级和Ⅲ级

② Ⅱ级:有粉刺,并有中等数量的丘疹和脓疱,总皮损数在 31~50 个之间。

③ Ⅲ级:大量丘疹和脓疱,偶见较大的炎性皮损,分布广泛。总皮损数在 51~100 个之间,结节少于 3 个。

④ 重度,即Ⅳ级:结节／囊肿性或聚合性痤疮,多数有疼痛并形成囊肿,皮损数在 100 个以上;结节／囊肿在 3 个以上。

Pillsbury 的 4 级分级法不仅能对痤疮的严重程度进行分级,其意义还在于可指导医生对于不同类型痤疮的采取相应的治疗措施。简单地说来,分级治疗的原则为:

① Ⅰ级痤疮相对病情较轻。以粉刺为主,其他皮损数目较少,故治疗上以祛除粉刺为主。主要选择抗角化和去脂药物:局部抗角化药物可用维甲酸类药物,全反式维甲酸霜、达芙文凝胶、阿达帕林、他扎罗汀等。去脂可嘱病人多洗脸,保持皮肤清洁,或用 5％硫黄洗剂。

② Ⅱ级痤疮:粉刺和炎症性皮损数目较多,应以抗角化、去脂和抗感染。以外用维甲酸和抗生素为主,如达芙文凝胶 +1％红霉素溶液或过氧化苯甲酰。

③ Ⅲ级痤疮:主要为炎性损害,抗感染为主,抗粉刺为辅,可口服抗生素联合外用维甲酸。

④ Ⅳ级痤疮:主要损害为结节／囊肿,由于病变炎症较重,外用药往往难以奏效,因此应以内用药为主并采取联

合用药。如异维甲酸联合抗生素，雌激素（皮质类固醇激素）联合抗生素等。

需要指出的是，各级痤疮经恰当的治疗病情控制好转后，都应给予巩固治疗。因为形成痤疮的因素大多还存在，一时难以祛除，所以巩固治疗对于防止病情反复有重要作用。巩固治疗不仅包括药物的使用，还有日常生活习惯、护肤方法和饮食各方面的综合调理。

2. 其他分类方法

其他分类方法大致可分为 3 类：即皮损计数法、整体评价法和照片记录法。皮损计数法是将面部分为 5 区，即额、左颊、右颊、鼻及下颌，分别记录每一区各类皮损的数目。现临床新药观察大多采用此类方法，同时也进行了一些改进。现应用较广的方法为：在分区记录各类皮损数目的同时，以积分形式对皮损的炎性程度进行整体评价，并于每 1~2 周观察一次疗效，至少观察 2 个月，同时根据皮损数目减少的百分率评价疗效，最常用的标准为：皮损比原有皮损减少大于或等于 90％为痊愈，60％~89％为显效，20％~59％为好转，小于或等于 19％为无效。

痤疮中医学有哪些分型

中医学古籍对痤疮很早就有记录。《素问·生气通天论》云："劳汗当风，寒薄为皶，郁乃痤。"张介宾注曰："形劳汗出，坐卧当风，寒气薄之，液凝为皶，即粉刺也，若郁而稍大,乃形小节,是名曰痤。"王冰注曰:"时月寒凉,形劳汗发,凄风外薄,肤腠居寒,脂液遂凝,蓄于玄府,依空渗涸,皶刺长于皮中,形如米,或如针。久者上黑,长一分余,色白黄而瘦(疑为痤)于玄府中,俗曰粉刺。"

根据中医辨证的方法对青春痘也有不同的分型,从而进行相应的治疗。有医家将痤疮的辩证与部位、皮损等结合起来,称为"四辨"法,即:

① 辨部位:皮损发生于前额与胃有关,在口周与脾有关,在面颊两侧与肝有关,发生于胸部与任脉有关,发生于背部与督脉有关。

② 辨皮损:黑头粉刺为湿重于热,白头粉刺为热重于湿,结节多为血癖气滞,囊肿多为痰湿血淤互结,脓疱多为肺胃炽热。

③ 辨体质:形体弱多为阴虚燥热,形体肥胖多为湿热积滞。

④ 辨兼症:主要是辨胃肠大便功能和冲任月经情况。

各医家的分型方法各有不同,但大体一致。我国名医秦万章认为痤疮的发生与湿热内蕴,淤血阻滞有密切关系。辨证治疗上常分4型:

① 肺热血热型:皮损以面部眉间及下额部为主,呈多形性,如红色丘疹、黑头粉刺、脓疱等,伴有面部潮红、皮肤瘙痒。

② 脾胃湿热型:损害以丘疹、脓疱为主,皮疹色红,常伴有胸痛、纳呆、口臭、便秘。

③ 热毒型：皮损以丘疹、脓疱、毛囊炎、疖肿为多见，伴有面部热痛、口渴心烦、溲黄便干。

④ 血淤痰凝型：皮损以丘疹、结节、囊肿为主。

患了青春痘

需进行

哪些项目诊断检查

姓名 Name _____ 性别 Sex _____ 年龄 Age _____
住址 Address _____
电话 Tel _____
住院号 Hospitalization Number _____
X 线号 X-ray Number _____
CT 或 MRI 号 CT or MRI Number _____
药物过敏史 History of Drug Allergy _____

各型痤疮该怎样诊断检查

寻常性痤疮可根据青春期男女,在面部及胸、背部粉刺、丘疹、脓疱、囊肿和结节等损害,对称性分布,诊断较为容易。而一些其他类型的痤疮,其诊断有其特征性。

① 化妆品痤疮:诊断须有明确的化妆品接触史,典型的临床表现,如再次使用该化妆品会出现相类似皮损。过去使用相同的化妆品也有类似皮损产生。如果能够同时收集该化妆品相关的产品质量信息对诊断和评判有一定的帮助。化妆品痤疮也需应与寻常痤疮、玫瑰痤疮、其他外因引起的职业性及焦油类痤疮、多囊卵巢综合征引起的痤疮等相鉴别。

② 职业性痤疮:有明确的生产劳动中致痤疮物质的接触史,以及在前述章节中描述的特有的皮损,参考工龄、发病年龄、作业环境调查及流行病学调查资料;结合对病情的动态观察,进行综合分析。职业性痤疮的诊断需要专门的机构,排除寻常痤疮及非职业性外源性痤疮,方可诊断。

③ 新生儿痤疮:仅指发生于出生后4周内的婴儿。常需与皮脂腺增生相鉴别,后者可发红痱在婴儿期也很常见,过热或者长期被棉被包裹可引起短暂的汗管堵塞,出现红色的炎性丘疹和脓疱。

患了痤疮需做哪些辅助检查

青春痘的诊断较容易,通常不需要进行辅助检查。而下列检查对诊断有一定的指导意义。

① 血常规检查:痤疮病人继发急性感染时可出现白细胞增高,正常人的白细胞数颇为恒定,波动在一定范围内,它们通过不同的方式和机制消灭病原体而保障机体健康。当机体出现炎症、感染、组织损伤、白血病等情况时,白细胞数量或质量常会发生变化,其增多或减少与病因、病情轻重、病人抵抗力及生理状况有关。白细胞病理性增加主要见于细菌感染,特别是化脓性球菌感染,痤疮的急性炎症期或发生脓肿期间即可出现。

② 微生物检查:有的痤疮皮损部位可培养出痤疮丙酸杆菌,或金黄色葡萄球菌,或螨虫。

③ 皮脂溢出率:皮脂溢出率(SER)升高。

④ 微量元素:锌元素下降。锌参与体内许多酶的合成和蛋白质、糖、脂肪的代谢;锌可维持皮肤的弹性、韧性、致密度和光泽度。锌降低可使皮脂溢出增加,易患面部痤疮、脱发。也能降低免疫力,使皮肤易发生感染化脓,愈合后会留下不同程度的色素沉着。铁元素:女性病人血清铁明显增高。

⑤ 维生素含量:痤疮病人维生素 A、维生素 E 值可降低;男性病人维生素 D 明显降低。

⑥ 血清游离脂肪酸（FFA）：痤疮病人血清游离脂肪酸的水平低下。

⑦ 微循环测定：大多数病人有微循环紊乱，微血管纤细、扩张、较短，血襻形态异常，如扭曲、畸形等。

⑧ 免疫功能测定：对痤疮病人进行免疫球蛋白测定，免疫球蛋白 G、A、M（IgG，IgA，IgM）可升高。

痤疮应怎样鉴别诊断

需要与痤疮进行鉴别的疾病很多，其中以下一些疾病常常被临床医生与痤疮进行区分。

① 酒渣鼻：酒渣鼻的历史可谓"悠久"，相信大家都对莎士比亚和乔叟笔下那些富人们酩酊大醉的红脸和肿大的鼻子毫不陌生吧？而这种形象也经常被运用到现代的漫画中，其实大部分的酒渣鼻并不是酗酒者，就像许多病人问过的相同问题："医生，我不喝酒的，为什么也会得酒渣鼻呢？"

酒渣鼻因鼻色紫红如酒渣，故名酒渣鼻，又名玫瑰痤疮，因为这个名字的缘故，常常会与痤疮一起讨论，但是它并不属于痤疮的范畴，其发病机制和病理改变也不同。它是一种常见于中年人的皮肤病，其特点为面中部发生的弥散性潮红，并且伴有丘疹、脓疱和毛细血管扩张。

中医学认为：酒渣鼻皮肤发紫发红，发生于鼻部或鼻部沟侧，乃肺、胃之所致，大多由肺热受风或气血热盛生风所致,久之皮损呈紫红色,且有肝气抑郁之症,乃是肝郁气滞,经络受瘀血阻滞所致。脓疱、丘疹、结节之皮损则是由于毒邪作祟引起。鼻赘期乃是气血凝滞、毒邪内蕴造成。《外科大成·酒兹鼻》云:"酒兹鼻者,先由肺经血热内蒸,次遇风寒外束,血瘀凝滞而成,故先紫而后黑也。治宜宣肺气化滞血,行营卫流通,以滋新血,乃可得愈。"

酒渣鼻的病因目前并不明确。其实饮酒只是酒渣鼻的诱因之一,这种疾病可能是由于面部血管舒缩神经失调所致。胃肠功能障碍,如饮食不节、酗酒、消化不良、便秘,鼻腔局部炎症,内分泌障碍,高热与寒冷等刺激都是诱发因素。含咖啡因的饮料、茶和咖啡都可产生潮红,因此认为是病因之一;热刺激也是常见病因。毛囊虫也可能与酒渣鼻相关。

多种因素均可加重酒渣鼻,对于患有重度寻常痤疮,并在20岁时缓慢发展成酒渣鼻的病人,痤疮丙酸杆菌可能在这两个疾病的发展过程中都起到一定的作用。另外,神经元性的疾病,如帕金森病可用通过明显的改变面部血管反应性而加重酒渣鼻。面部外用皮质激素也可以引起酒渣鼻,尤其是中、高效类制剂,酒渣鼻病人常同时患有脂溢性皮炎,这也使病情变得更为复杂。

酒渣鼻大多见于中年人,女性较多,但是病情严重的常常是男性病人。酒渣鼻常常累及面中央部位,最常见于鼻部和颊部,眉部、眼睑和颏部也可受累。病程缓慢,可分为3期,但各期之间并无明显的界限。在早期主要为鼻部及两颊发生暂时性红斑,遇冷热刺激、情绪激动或消化不良更为明显;以后红斑持续不退,并出现浅表树枝状毛细血管扩张,颜色逐渐变为暗红或紫红色,并伴有毛囊扩大和皮脂溢出现象,这个时期成为红斑期。病情继续进展,在红斑的基础上出现针头至绿豆大小的丘疹、脓疱、结节,毛细血管扩张更为明显,并有丘疹、脓疱、囊肿等皮损,这是第二期,即丘疹脓疱期。多数病人病变停留在这一期不再进展,时好时坏,长期不愈。少数病人病情继续加重,鼻部皮脂腺及结缔组织增生导致鼻尖肥大,形成大小不等的紫红色结节状隆起,表面凹凸不平,毛囊口明显扩大,毛细血管扩张明显,皮脂分泌增多,即为第三期,鼻赘期。

酒渣鼻没有粉刺性的皮肤损害,而痤疮常见粉刺。此外,痤疮通常不侵犯鼻部,可以相鉴别(图12)。

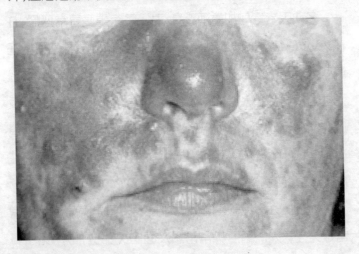

图12 酒渣鼻

② 脂溢性皮炎：是一种常见的慢性炎症性皮肤病，好发于皮脂溢出的部位，如头皮、眉、眼睑、鼻唇沟、胸背部、腹股沟和臀间沟等部位。大多自青春期开始发病，20~40岁最严重。面部常见于眉间、鼻唇沟等处，最初为毛囊性丘疹，逐渐扩大融合成暗红或黄红色斑，被覆油腻鳞屑或痂皮，可出现渗出、结痂和糜烂。病情进展比较缓慢，可反复发作，并伴有不同程度的瘙痒（图13）。

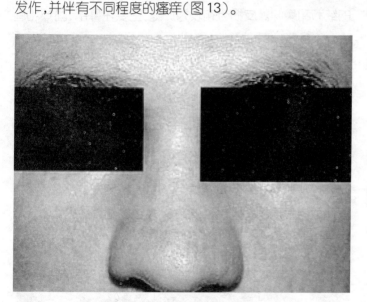

图13 脂溢性皮炎

③ 颜面播散性粟粒性狼疮：大多见于青年人，在眼睑、上唇、额部等处出现对称性成批发出散在性粟米大小的丘疹，黄褐色，其顶端常有黄白色小脓疱。脓疱位置表浅，质地柔软，用玻璃片按压可见其中有苹果酱色小点。该病进展缓慢，无自觉症状，消退后遗留小的凹陷性瘢痕。

④ 毛囊炎：寻常性痤疮的炎性丘疹和脓疱需要与毛囊炎相鉴别。由于这两种疾病都是发生于毛囊，鉴别上有一定困难。毛囊炎的皮损是单一的，没有粉刺等其他皮损。

⑤ 毛囊虫病：是由于毛囊虫感染所致的疾病。多见于20~30岁的青壮年，该病的皮损很像酒渣鼻，初起为面部轻度红斑，毛细血管扩张，以后出现毛囊性丘疹、脓疱，或有小的结节和囊肿。皮损分布较为广泛，主要在鼻部、面颊和眉之间。该病无皮脂溢出现象，皮损取样后在显微镜下可查见毛囊虫。

⑥ 口周皮炎：俗称"嘴边疮"，其病因尚不十分清楚。好发于中年妇女，皮损为丘疹、脓疱、红斑、脱屑，对称性分布于鼻唇沟、唇周部位，偶尔会比较广泛。自觉轻度瘙痒和灼热感，日晒、饮酒和受冷后可加重。该病不会出现粉刺，以此可与痤疮相鉴别（图14）。

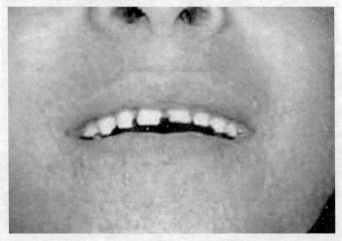

图14　口周皮炎

⑦ 皮脂腺增生：皮脂腺增生可发生于 50％ 的健康新生儿，为淡黄色丘疹，好发于面颊、鼻梁和前额，很快可自然消退。需要与新生儿痤疮相鉴别。而成人的皮脂腺增生表现为淡黄色分页状丘疹，同样需要与寻常性痤疮相鉴别。

青春痘病人
需掌握
哪些基础医学知识

姓名 Name _____ 性别 Sex ____ 年龄 Age _____

住址 Address _____

电话 Tel _____

住院号 Hospitalization Number _____

X 线号 X-ray Number _____

CT 或 MRI 号 CT or MRI Number _____

药物过敏史 History of Drug Allergy _____

∾ 何谓青春痘 ∾

"青春痘"医学名为痤疮,是发生在毛囊皮脂腺的慢性皮肤病,发生的因素多种多样,但最直接的因素就是毛孔堵塞。毛孔堵塞以后,毛囊里面的油脂排不出来,越积越多就形成一个个小痘痘,青春痘就是这样发生的。不太严重的青春痘通常都能看到一个白色或者黑色的顶,这就是白头粉刺与黑头粉刺,你也可以挤出一些白色的分泌物,这就是堆积在毛孔里面的油脂,并非脏的东西,也不是所谓的螨虫。只要毛孔不堵塞,痘痘就不会轻易冒出来。大部分青春痘都发生于青春期,因此而得名。据报道,世界上有85%的青年人都遭受不同程度"青春痘"的困扰。要想了解青春痘的具体的发病原因和机制,我们还需要了解一下皮肤的基本结构和功能,以及皮脂腺的基本结构和功能。

∾ 皮肤有哪些基本结构与功能 ∾

1. 皮肤的特点

正常健康的皮肤应该是滋润,富有光泽,光滑细腻,柔软而富有弹性,并有抵抗疾病的能力。

2. 皮肤的功能

皮肤是人体最大的器官,它覆盖人的整个体表,具有屏障和吸收、分泌和排泄、体温调节、感觉、免疫、呼吸、内分泌等重要的生理功能,它参与全身的各种功能活动并维持内环境的稳定,对于机体的健康非常重要。

① 皮肤的屏障作用:人体正常皮肤有两方面的屏障作用,一方面保护机体内各种器官和组织免受外界环境中机械的、物理的、化学的和生物的有害因素的侵袭;另一方面防止组织内的各种营养物质、水分、电解质和其他物质的丧失。因此,皮肤在保持机体内环境的稳定上起着重要的作用。

② 吸收作用:人体皮肤有吸收外界物质的能力,称为经皮吸收、渗透或透入。它们对维持身体健康是不可缺少的,并且是外用药物治疗皮肤病的理论基础。

皮肤主要通过3个途径吸收外界物质,即角质层、毛囊皮脂腺及汗管口。角质层是皮肤最重要的吸收途径。角质层的物理性质相当稳定,它在皮肤表面形成一个完整的半通透膜,在一定条件下水分可以自由通过,经过角质层细胞的细胞膜进入细胞内。

皮肤对脂类的物质吸收良好,如维生素A、维生素D及维生素K容易经毛囊皮脂透入。凡在脂及水中都能溶解的物质吸收最好,而单纯的水溶性,如维生素B及维生素C、蔗糖、乳糖及葡糖糖等都不被吸收。

皮肤的自身状态影响到皮肤的吸收功能:a.角质的厚薄,角质层越薄,外界物质越容易渗入而被吸收。b.皮肤的含水量多少,皮肤含水量越多,吸收能力越强。c.局部皮肤温度,局部皮肤温度增高,皮肤吸收能力增强。d. 皮肤的完整程度,皮肤受损时,因皮肤屏障作用破坏,吸收程度增加。e. 皮肤的水合程度,皮肤水合程度高,其吸收能力越强。f. 皮肤的病理情况可以影响皮肤的吸收,在皮肤充血、损伤及角化不全时,皮肤的吸收功能增强。

外界因素也影响皮肤的吸收功能:a. 温度的影响,外界温度升高,皮肤的吸收功能增强。b. 湿度的影响,外界湿度降低,皮肤的吸收功能增强。c. 外用药物剂型的影响,粉剂、水剂很难被吸收;霜剂中的药物可被少量吸收;软膏及硬膏(膏药)可促进药物的吸收。有机溶媒(如二甲基亚砜、月桂氮䓬酮)可增加脂溶性及水溶性物质的吸收。

③ 分泌和排泄的作用:皮肤具有分泌和排泄的功能,这主要通过汗腺和皮脂腺进行。汗腺通过分泌汗液具有以下作用:a. 在外界温度升高时,可以散热降温。b. 角质柔化作用,保持角质层的正常含水量,是皮肤柔软、光滑、湿润。c. 汗液在皮面的酸化作用:表皮呈酸性,可以防御微生物。d. 脂类乳化作用。e. 排泄药物。f. 代替肾脏的部分功能。g. 与电解质、黏多糖、激素等的代谢有关。h. 分泌免疫球蛋白:如分泌性免疫球蛋白 A(IgA)。

④ 感觉作用:皮肤内广泛的分布有感觉神经及运动神经,它们的神经末梢和特殊感受器广泛分布在表皮、真皮及皮下组织内,以感知体内外的各种刺激,产生各种感觉,引起相应的神经发射,以维护机体的健康。皮肤主要的感觉有触觉、压觉、冷觉、温觉、痛觉和痒觉。

⑤ 调节体温:人体通过产热和散热维持体温的恒定,基础代谢是机体产热的基础。皮肤是主要的散热器官,通过辐射、传导、对流和蒸发来散热。在炎热环境中,皮肤的血流量增加,可以散发很多的热量,而在寒冷的环境中,皮肤血管收缩,减少热量的散发,从而减少热量的损失,来维持体温的恒定。

⑥ 免疫作用:皮肤是人体与外界环境相连的组织器官,与体内又有密切联系,由于其结构和功能比较特殊,它具有很强的非特异免疫防御能力,是人体抵御外界环境有害物质的第一道防线,它能有效的防御物理性、化学性、生物性等有害物质对机体的刺激和侵袭,对人体适应外周环境,健康成长发育及生存起到了十分重要的作用。

此外,皮肤还具有一定的呼吸功能,能够吸收少量的氧气,而二氧化碳则内外相通。

3. 皮肤的生理概况

① 皮肤的重量及厚度:皮肤的总重量占体重的 5%~15%,总面积为 1.5~2 平方米,厚度为 0.5~4 毫米(不包括皮下脂肪层)。

② 皮肤的颜色:皮肤的颜色因人种、年龄、部位的不同而有明显的差异,其决定因素主要有两个方面:

A. 皮肤内色素含量的差异:a. 黑色素颗粒的多少是决定性因素。b. 血红素,即皮肤血管中血红蛋白含量的多少也是一个重要的因素。c. 胡萝卜素是维生素 A 的前体物质,是一种脂溶性色素,主要存在于皮肤较厚的部位如掌

跎,使皮肤呈黄色。

B. 皮肤解剖学上的差异:指皮肤厚薄、微血管的分布等,特别是角质层和颗粒层的厚薄。薄的表皮易显示真皮乳头层血管内血液的颜色,好似白里透红。颗粒层厚,透光性差,皮肤颜色发黄、灰暗。

③ 皮肤的组成成分:皮肤主要由水、蛋白质、脂肪酸和无机盐组成,其中水和蛋白质占了较大比例。有人形容皮肤就像浸在水中的胶状物。a. 皮肤中的水分占皮肤总量的50%~70%。越往皮肤深层,水分含量越高,皮肤缺水对皮肤会造成很大损害,如阳光暴晒、食物中含水量少,身体内部失调与错误的清洁保养等都会造成皮肤缺水。b. 皮肤中的蛋白质占皮肤总量25%。它提供皮肤充足的氨基酸、纤维蛋白及弹力素。c. 皮肤中的脂肪酸和无机盐约占皮肤总量的3%。它们虽含量少,但对皮肤起着重要作用,如构成角质素的无机盐就有硫、氧、磷、氮、氢,其中硫的含量最高,起着最重要的作用。

④ 皮肤的 pH 值:健康皮肤的 pH 在 4.5~6.5 之间,呈弱酸性,其中女性在 5.0~6.5 之间,男性在 4.5~6.0 之间。正常的皮肤偏弱酸性是因为皮肤表面有一层酸性保护膜(皮脂膜),皮脂膜是由皮脂腺分泌的油脂和汗腺分泌的水分经乳化后在皮肤表面构成的一层微酸性膜性结构,可以保护、滋润、柔软肌肤,并可抵御细菌,但其易受到碱和高温的破坏。

碱性物质容易破坏皮肤的酸性保护膜,但表皮有一种自然保护能力,称表皮中和能,当保护膜的酸度被碱性化妆品破坏时,皮肤会自然分泌皮脂与汗液,再次形成保护膜,使皮肤回到原来的正常 pH 值。正常的肌肤此过程约为20~30 分钟,随着年龄的增大,表皮的中和能力也逐渐减退,并容易受到碱性物质的损害而引起皮炎。

高温也会破坏皮肤的皮脂膜,如很多人在冬天喜欢用热水洗脸,洗完后皮肤会产生明显的"紧绷感",这也是皮脂膜被破坏的一种表现。

4. 皮肤的基本组成

皮肤按垂直方向可分为 3 个层面:表皮层、真皮层及皮下组织。

① 表皮层:表皮层是皮肤的最外层,覆盖全身,表皮层中没有血管,但有丰富的神经末梢。表皮可分为 5 层:从内向外依次为基底层、棘层、颗粒层、透明层和角质层。

A. 基底层:位于表皮最底层,其中有两种主要的细胞,即新生表皮细胞(基底细胞)和黑素细胞。a. 基底层制造出的新生细胞,不断向上推送,最后到达角质层,成为新生角化细胞,新生角质细胞经过 14 天左右变成老化、死亡的角质细胞而剥落,细胞的生成过程约为 19 天,角化过程加上角质剥落过程约 28 天,共为 47 天,这个过程称为表皮新陈代谢。一般女性 25~28 岁,皮肤的新陈代谢最为活跃,达到一生中的顶峰;到 30~70 岁,表皮细胞的更新速度约降低 50%,其修复创伤的能力也减弱。b. 黑素细胞稀疏散布在基底细胞之间,含有酪氨酸酶,能够制造分泌黑色素,

决定肤色。不同人种的黑素细胞的数量相同，

B. 棘层：是表皮中最厚的一层，各棘细胞间有空隙，储存淋巴液，以供给营养。

C. 颗粒层：颗粒层里有两种重要的结构：一是障壁层，即颗粒层近角质层部分，细胞能分泌并形成膜样结构的物质，形成天然障壁，常温下呈封闭状态（防止水分流失和细菌感染），遇高温时（如蒸脸、热敷等）会产生裂隙而易吸收营养物质；二是晶样物质，即颗粒层细胞内的晶状颗粒，可折射阳光中的紫外线，但易受到盐碱和阳光暴晒的损害而失去功能。

D. 透明层：此层仅见于角质发达的部位，如手掌和脚底。

E. 角质层：细胞充满角质硬蛋白，既能防止一定的机械和化学损伤，又具有良好的保湿能力，其保湿能力的大小会直接影响到皮肤的纹理，润泽度及弹性。肌肤正常的水合作用中，角质层本身即有保湿作用，而角质层中的水分，并非是自由流动的，而是依附在各种水溶分子群中，此种分子群即是所谓的自然保湿因子简称 NMF，一旦保湿因子从角质层排出后，肌肤保湿的能力便会减弱，肌肤就呈脱水现象，保湿因子为皮肤保湿剂，可预防皱纹形成，皮肤老化。能够保持皮肤充足的湿度，水溶性的天然保湿因子有角质层保湿功效，若缺乏这层保护，皮肤会变得干燥易龟裂。NMF 的组成分子如下：氨基酸、尿素、乳酸盐及糖类。若将 NMF 用于护肤产品制造，则可使皮肤对水分的吸收力增

强,这类产品均具良好亲肤性。

② 真皮层:位于表皮下,与表皮锯齿状连接。表皮基底层与真皮之间有一层通透性的膜,称为基膜,表皮的营养与代谢可通过基底膜进行交换。当基膜受破坏时,皮肤可形成瘢痕。

真皮分为乳头层和网状层两层。a. 乳头层:由胶原纤维组成,内含丰富的神经末梢及毛细血管。b. 网状层:网状层位于真皮的下层部,由胶原纤维(结缔组织)和弹力纤维组成。随着年龄的增长或因缺乏保养,皮肤缺水、缺油等原因,弹性会逐渐降低,皮肤失去弹性而松弛并产生皱纹。

皮肤结构如图 15 所示。

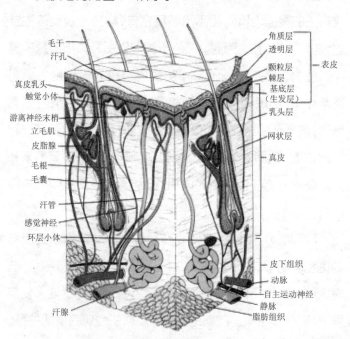

图 15 皮肤结构彩图

③ 皮下组织:皮下组织位于真皮的最下层,其厚度为真皮层的 5 倍。由大量的脂肪细胞及疏松结缔组织组成,含有动脉、静脉、汗腺、神经等。皮下组织厚薄因性别、年龄、部位和个人而异,其功能主要有避震、保护内脏器官、保湿、提供储存热能、促进女性发育、参与女性性腺成熟过程,构成人体柔美曲线等。

5. 皮脂腺相关知识

皮脂腺是一种可以产生脂质的器官,系全浆分泌腺,为不分叶或少分叶的泡状腺,由腺泡和短的导管构成。分泌部由复层腺上皮围成,最外层为立方形、强嗜碱性的基底细胞,胞浆内很少有脂滴而富有游离核蛋白体以及与脂类形成有关的滑面内质网和高尔基复合体,相当于表皮的生发层细胞,为未分化的细胞,多位于腺泡外围及大皮脂腺的隔中。往内,细胞逐渐分化,向腺泡中央移行时,细胞内脂肪逐渐堆积,形成有被膜的脂肪滴,呈多角形,胞浆内充满脂滴,核逐渐皱缩、消失,最后细胞解体,连同所含脂滴一起排出, 成为皮脂。分泌部的细胞由基底细胞分裂繁殖来补充。皮脂分泌在青春期时增加,它是青春痘发病中的关键因素。

皮脂成分因种族、遗传、饮食习惯而不同,有人的皮脂为饱和脂肪酸,脂肪熔点高,分泌后遇冷空气则凝结脱屑;有人的皮脂为不饱和脂肪酸,脂肪熔点低,分泌稀油多使皮肤光亮,头发成束。皮脂的分泌与皮肤的性质有密切关系。

① 皮脂腺的类型:根据毛囊与皮脂腺的关系,分为附

属于毛囊的皮脂腺和自由皮脂腺。

A. 附属于毛囊的皮脂腺

一共存在3种毛囊皮脂腺单位：a. 由一根短而细的毛发和小皮脂腺构成的毳毛毛囊。b. 由一根中等大小的毛发和大皮脂腺构成的皮脂腺毛囊；它们见于人类，尤其是在面部和上胸部以及背部（"青春痘"的最好发部位）。c. 由一根长而粗的毛发和较大的皮脂腺组成的终毛毛囊。

皮脂腺毛囊由四部分组成：角化的毛囊漏斗、毛发、菜花状卷曲的皮脂腺以及连接着漏斗部和腺体的导管。漏斗部被分成两部分。远端部分，或称顶端漏斗，与邻近的表皮十分相似。这部分出现角化和颗粒层，并且角质细胞和鳞屑也可以向管腔中脱落。靠下的部分，即漏斗的下部与之十分不同。它表现出一种特殊形式的角化——毛囊的角化并没有颗粒层。

皮脂腺毛囊存在有很多细菌和真菌，它们组成了正常的菌群。主要的真菌种类是见于顶端漏斗最表层鳞屑的马拉色菌属。在漏斗部可见表皮葡萄球菌和其他微球菌。在深部毛囊微需氧的丙酸杆菌以及最不常见的小球丙酸杆菌。毛囊中的螨虫——毛囊蠕形螨常见于老年病人。

B. 与毛发无关的皮脂腺

此类皮脂腺较少，直接开口于皮面，又称自由皮脂腺。仅见于龟头、包皮内面、乳晕和眼睑处的皮脂腺。

② 皮脂腺的分布及分泌：皮脂腺是附属于皮肤的一个重要腺体，它的分布很广，除手、脚掌外遍布全身，以头面、

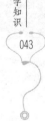

胸骨附近及肩胛间皮肤最多,这些部位也是暴露于雨水和太阳能量最多的部位,每平方厘米 400~900 个腺体,其余部位 100 个,四肢特别是小腿外侧最少。

皮脂有皮脂腺产生向毛囊和表皮分泌,含有角鲨烯和蜡脂。皮脂中的部分三酰甘油(甘油三酯)在毛囊腔中被细菌分解而产生游离脂肪酸。而皮脂腺的分泌。受雄性激素和肾上腺皮质激素的控制,皮脂的分泌量随年龄而变化,新生儿期前额皮脂分泌较多、儿童期分泌减少,青春期又逐渐增多。女性 10~20 岁,男性 30~40 岁达到高峰,以后女性迅速减少,男性 50 岁以后仍然较旺盛。皮脂分泌量减少后,皮肤会变得比较干燥,开始粗糙出现皱纹。皮脂腺可分泌皮脂,经导管进入毛囊,再经毛孔排到皮肤表面。皮脂为油状半流态混合物,含有多种脂类。主要成分为三酰甘油、脂肪酸、磷脂、脂化胆固醇等。

③ 皮脂的功能:皮脂是一种淡黄色黏稠的液体。它由三酰甘油、游离脂肪酸、角鲨烯、蜡、甾醇酯以及游离的甾醇组成。在所有皮脂混合物达到皮肤表面前,主要由表皮脂类产生的神经酰胺混合物首先出现在顶端漏斗部。皮脂的分泌量随着个体及种族的不同而不同。皮脂的分泌是全浆分泌,即指皮脂腺细胞在迁徙到腺腔中部的过程中自身分解,释放皮脂。它们的更新时间大约是 14 天,皮脂的流出是相对连续的。健康人约以每小时 1 毫克/10 平方厘米的速度产生皮脂。皮脂腺在温度调节中起到重要作用。在炎热的天气下,皮脂的分泌可以乳化外分泌腺汗液,从而使汗

液形成一层膜以防止汗珠从皮肤的丢失。在寒冷的情况下，皮脂改变性质，从而将雨水从皮肤和毛发表面排除出去。

④ 皮脂腺的脂质代谢：皮脂是皮脂腺中脂肪细胞最后分化的产物，在完整的皮脂腺细胞中合成的脂质成分不同于皮脂细胞在分化期间的产物，也不同于皮脂被转运入毛囊内的脂质成分。在皮面脂质中富含游离脂肪酸，而在完整的皮脂腺细胞及完整的腺体中其含量极微。现已证实，在皮面脂质以及粉刺内的游离脂肪酸即来自皮脂腺中的三酰甘油，是在毛囊皮脂腺内的细菌（主要是粉刺棒状杆菌）所分泌的脂肪酶作用下形成的。伴随皮脂腺细胞分化以及皮脂转运至毛囊内的过程，固醇类的酯化也有所增加。在皮脂中，酯化的固醇类占50％，甚至更多，而在表皮脂质中却不到30％；皮脂中特有的蜡脂和角鲨烯是皮脂细胞在脂质发生中的固有成分。

⑤ 影响皮脂腺排泄的因素：a. 年龄、性别和人种。新生儿由于受母体来的以雄激素为主的性激素的影响，皮脂腺功能活跃，皮脂腺排泄多，可发生新生儿痤疮。此后皮脂减少到成人的1/3左右。青春期再次受以雄激素为主的性激素影响，皮脂腺变肥大多叶，皮脂腺再次增加。女性绝经期后皮脂量急剧减少，男性在70岁以后减少。在各年龄组中，男子比女子皮脂多，黑种人比白种人皮脂多。b. 温度。皮脂腺与汗腺不同，不受自主神经直接的支配。皮温上升时皮脂量增多。皮温上升1℃，皮脂分泌量上升10％。c. 湿

度。皮脂在表皮上的扩散与潮湿有重要的关系,在湿润皮肤上皮脂的扩散速度为干燥皮肤上的4倍。d. 部位。皮脂腺的排泄在额部远较躯干和四肢活跃。e. 营养。过多的糖和淀粉类食物使皮脂产量有显著的增加,脂肪对其的影响则较少。f. 激素。雄激素可促进皮脂腺成长、增殖,使皮脂腺排泄增加。大剂量雌激素可抑制皮脂腺分泌。

青春痘发病 有哪些相关知识

1. 青春痘的病理生理学

毛囊皮脂腺最常分布于面部、耳后、前胸上部和后背——与青春痘的分布相同。临床上,这些部位较其他部位更油。总体来说,与正常皮肤的病人相比,青春痘病人皮脂腺较大,能够产生更多的皮脂。这些毛囊皮脂腺的功能受到遗传因素和循环激素水平的影响。

皮脂腺的生长及皮脂产生增加均可被雄激素诱导,尤其是5α-双氢睾酮。5α-双氢睾酮主要来源于男性睾酮。而在女性,雄烯二酮是5α-双氢睾酮的主要前体。值得注意的是,在青春痘病人的皮肤中,睾酮向5α-双氢睾酮的转化比正常的皮肤高30倍。同时,没有睾丸功能的阉人皮肤非常干燥而且没有青春痘。然而,单纯皮脂增加并不足以导致青春痘的发生。如帕金森的病人有显著的脂溢性皮炎,但是不发生青春痘。

皮脂腺及导管内的皮脂是无菌的并且不包含游离脂肪酸,但漏斗处的微环境适合痤疮丙酸杆菌和表皮葡萄球菌的生长。青春痘病人中,毛囊皮脂腺定植的微生物数量增加(尤其是痤疮丙酸杆菌)。它们的脂肪酶分解甘油二酯及三酰甘油,产生游离脂肪酸。其中后者是产粉刺性的,它可以改变漏斗区的角化模式。它们也是趋化性的,并且可以吸引中性粒细胞。

角化异常是青春痘发病中最先能被检测到的征象。角化细胞的增生及其在漏斗处的潴留形成微粉刺。而皮脂流出的增加可能对青春痘皮损的形成起重要作用。可能是皮脂的快速流动稀释了毛囊的脂质外壳,降低了胆固醇、神经酰胺和亚油酸的量,进而增加了毛囊壁的通透性。

与非青春痘病人相比,青春痘病人的漏斗下部对各种生理和外源性刺激较容易产生反应。因此,产粉刺性的药物如卤代环烃、焦油制剂以及一些化妆品会在青春痘病人中产生更多的问题。毛囊性青春痘样皮疹也可发生于接受表皮生长因子受体抑制剂治疗的病人。表皮生长因子受体抑制干扰了毛囊的正常分化和形态发生,导致毛囊的角化亢进、毛囊角栓,以及微生物在扩张的漏斗中繁殖。

2. 青春痘的病因及发病机制

"青春痘"是一种多因素的疾病,其发病机制常与性激素水平、皮脂毛囊口角化及毛囊内的微生物有关。

① 青春痘与雄激素水平的关系:青春痘的发生与体内雄激素水平及其代谢密切相关,雄激素与相应的受体结合,

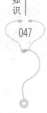

从而调控皮脂腺的增生和分泌,雄激素中睾酮增加,皮脂腺活性作用增强,黄体酮(孕酮)与肾上腺皮质中的脱氢表雄酮也参与作用,后者在初期青春痘中可能起重要作用。来源于性腺和肾上腺的雄激素在组织中经 5α-还原酶作用转化成活性的 5α-双氢睾酮,它与皮脂腺细胞内特异的雄激素受体结合,将信息传给细胞核,激活脱氧核糖核酸(DNA)控制中心,造成一些调控因子的生物合成与释放,从而调控皮脂腺增生。因此,雄激素、5α-还原酶活性、毛囊皮脂单位的雄激素受体水平的增高,或受体对正常血清雄激素敏感性的增加,以及与雄激素受体和雌激素受体之间的比例失调均影响了雄激素对皮脂腺的调控。初分泌出的皮脂含鲨烯,蜡脂和三酰甘油的脂类混合物。同时在雄激素作用下以及毛囊皮脂腺上皮中缺乏必需脂肪酸,使病人皮脂中亚油酸含量降低,造成皮脂毛囊导管角化过度,毛囊壁上脱落的上皮细胞与皮脂混合,栓塞在毛囊口内,从而形成粉刺,当黑素沉积即称为黑头粉刺。

② 青春痘与微生物感染的关系:早期的青春痘损害不一定有细菌。当皮脂受微生物[以痤疮丙酸杆菌(PA)为主,其次为卵圆形糠秕孢子菌及白色葡萄球菌]脂酶的作用,水解三酰甘油,产生较多的游离脂肪酸,这些游离的脂肪酸能使毛囊及毛囊周围发生非特异的炎症反应,当粉刺壁的极微崩溃及游离脂肪酸进入附件真皮后,加之细菌感染引起的炎症,出现丘疹、脓疱、结节和脓肿。研究证实该病病人皮损处 PA 增多,用抗此菌的药物治疗后,PA 数量

减少，与临床症状的改善呈平行关系。

③ 青春痘的免疫学因素：青春痘病人的体液免疫中血清免疫球蛋白G（IgG）水平增高，并随病情加重而增高。另外，痤疮棒状杆菌的在病人体内产生抗体，循环抗体达到了局部早期的致病过程。同时这种细菌能通过经典及旁路途径激活补体，导致毛囊皮脂腺管内的炎症反应，而痤疮棒状杆菌此外PA在体内产品参与循环抗体至局部早期的炎症反应。同时PA能通过经典及替代途径激活补体，导致毛囊皮脂腺导管的炎症，而痤疮棒状杆菌介导的细胞免疫反应可能增强了青春痘的炎症。

④ 女性青春痘可能病因：青年女性月经前"青春痘"加剧，可能是月经周期开始的一半时间皮脂分泌减少，在黄体阶段皮脂分泌速率增加，月经前再次下降。如在经前"痘痘"突发，说明卵巢功能不良，可用雌激素和孕酮（黄体酮）替代治疗。持久性、囊肿性和迟发性青春痘中，高雄激素水平提示潜在性卵巢或肾上腺疾病。垂体促黄体生成素/促卵泡素的比例尤为重要，其值升高提示了多囊卵巢。青春期后的成年女性青春痘与导致增加肾上腺雄激素分泌的慢性情绪紧张有关，使皮脂腺增生，产生粉刺。总之，雄激素可诱发青春痘，垂体可制约雄激素受体。

⑤ 遗传因素：遗传因素也影响了临床类型、损害分布和病程长短。皮脂腺的数量、大小和活性是有遗传性的。"青春痘"的发生率和严重程度在同卵双生儿之间具有极高的一致性。包括严重的"青春痘"常有家族发病的倾向。

但由于青春痘极高的患病率,故很难把此现象全部归于遗传因素。

3. 与"青春痘"发病相关的其他因素

除了上述发病因素外,青春痘的发生还可能与下列因素有关

① 饮食习惯:高脂肪和高糖类饮食可以刺激皮脂腺分泌过多的皮脂。容易阻塞毛囊口,从而引发青春痘。高脂肪的饮食可以直接促进皮脂腺分泌皮脂,而高糖因素可以在体内转化为脂肪最终促进皮脂腺分泌皮脂。因此,容易发"痘痘"的人尽量少吃奶油、肥肉、炒货和油煎和油炸的高脂肪食品,同时减少食用糖果、甜食、巧克力等高糖的饮食。

辛辣刺激的饮食可以刺激雄激素的分泌,青春痘的病人应减少食用辣椒、烈酒、浓茶、可可、咖啡、生葱和姜等的食用。

可食用瘦肉、新鲜或烹调过的蔬菜、水果(或果汁)、面包,每日饮水4~6杯。

② 药物因素:许多的药物可以导致或者加重青春痘。药物性的青春痘常表现为突发、形态单一的炎症性丘疹和脓疱。

口服皮质激素类药物:包括地塞米松,泼尼松等,这类痤疮常见于需要激素长期维持治疗的病人,如红斑狼疮、皮肌炎等慢性疾病的病人,而皮损通常发生在胸背部,该类药物是通过刺激或破坏毛囊而引起青春痘。也有外用类固醇

引起青春痘的报道,其表现在红斑基础上的炎症性丘疹和脓疱,并分布在外用皮质激素的部位。

卤化物:包括氟、氯、溴、碘等化合物。许多的感冒药和哮喘药、显像颜料、海藻及含维生素－矿物质的保健品中发现含有碘化物;镇静药、镇痛药和感冒药中含有溴化物。如有突然发生的形态单一的丘疹或脓疱皮损,要仔细回忆是否接触该类药物。

抗结核的药物:如异烟肼和对氨水杨酸。

抗癫痫的药物:如苯妥英钠和苯巴比妥。

维生素类药物:维生素 B_1,维生素 B_6,和维生素 B_{12} 和维生素 D_2。

出现此种情况,要根据每个人的不同情况判断。不能盲目的停药,最好咨询医生后再做决定。否则容易引起原来疾病的加重。

③ 职业因素:一些职业需要接触机油、石油、石蜡及焦油类化学物品,在这些职业的病人中,青春痘的发病率较高。而这些人的青春痘发作与年龄和性别无关,可以发生在任何年龄。多发生于暴露的部位,但是有些人也可以发生在隐蔽的部位。皮损表现为形态比较单一的粉刺,也有丘疹、脓疱和囊肿样的皮损。如果有相关职业接触史,同时皮损的部位形态比较单一,皮损分布的部位不仅在面部、胸部,而且还会出现在手臂等部位。很多同事中都出现相同的皮损,要考虑职业的因素,同时要加强劳动防护。

④ 心理因素:青春痘与心理互为因果关系,在精神压

力大的时候可以导致青春痘的发生,而青春痘也可以影响心理,导致病人焦虑、抑郁,影响病人的生活质量。

心理因素也是导致青春痘发生的重要因素之一。当人们受到来自不同方面的精神压力时,抑郁、焦虑等情绪变化将通过大脑皮层－边缘系统的情感环路,发放神经冲动到下丘脑－脑垂体－性腺轴或肾上腺轴,雄激素分泌增加。在雄激素的作用下,皮脂腺活性增强导致脂质大量分泌是青春痘发生的前提条件。当人们精神过度紧张,情绪激动时,下丘脑－腺垂体－肾上腺激素轴的活动增强,引起心跳加快、血压升高,肾上腺皮质激素水平增高,游离脂肪酸增多,使皮脂腺腺体肥大、分泌功能增强,与此同时出现胃肠蠕动节律变化,易于导致便秘,也是导致青春痘的重要原因。

青春痘能影响心理健康,特别是影响生活质量,并能导致焦虑、抑郁以及其他一些心理问题。由于痤疮病程长,愈合慢,又好发于颜面部,影响容貌等,使青春痘病人心理压力加大,加重病情。而且大部分发生于青春期,很多人面临找工作、谈朋友等人生的重大事件。可能会因为面部的青春痘而导致在重大选择方面遭受挫折。从而进一步加重青春痘病情。

所以青春痘病人应该积极面对自己的皮肤状况,及时的治疗,有问题及时跟医生沟通交流。如果青春痘不是严重的类型,但是心理又难以接受,可以应用粉底遮盖的作用,来掩饰面部的缺陷,可以减轻青春痘带来的尴尬。如果使用粉底类产品,晚上睡觉之前,应该应用化妆棉和卸妆产品把粉底类产品清洁干净。有研究表明,应用粉底液不会影响轻中度痤疮的疗效,同时可以提高青春痘病人的生活质量。

⑤ 青春痘与生活习惯:一些不良的生活习惯容易引发或加重青春痘。

有些人喜欢自行挤压青春痘:把痘痘里的脓或白色油脂挤出来,感觉上会好得比较快,但是手中含有大量的细菌,痘痘被抓破后容易感染,反而会导致红肿、发炎,造成痤疮的炎症性丘疹迁延不愈,轻度的损害进一步发展,成为脓疱、结节或囊肿型的青春痘,严重的容易形成瘢痕。

喜欢吃辛辣、油炸、火锅、高糖、高脂类饮食:这些饮食可刺激雄激素或者皮脂腺的分泌,所以尽量减少这些饮食的摄入。而多食蔬菜、水果及高蛋白的饮食有助于青春痘减轻。

睡眠不规律:导致激素分泌水平紊乱,而导致皮脂腺的分泌增加。因此,养成早睡早起的好习惯,及规律睡眠的习惯,有助于青春痘的好转。

⑥ 青春痘与内分泌疾病:有些疾病可以引起皮质类固醇激素水平升高而诱发青春痘,临床上常见的疾病有多囊卵巢综合征。该病的临床表现主要有:月经稀少以至闭经;不孕;肥胖,毛发增多、粗而黑,有的毛发分布有男性化倾向,部分病人出现痤疮;双侧卵巢增大:通过腹腔镜直视卵巢或 B 超检查可确定卵巢的体积;多卵泡不成熟,在整个月经期里 B 超检查都有多数个不成熟卵泡。而雄激素过多是

多囊卵巢综合征的基本特征,多囊卵巢综合征尚可有以下激素的明显升高,包括睾丸酮,游离睾丸酮,雄烯二酮,黄体生成素,黄体生成素与促卵泡激素的比例,游离雌二醇,雌酮及空腹胰岛素。

如果女性病人突发严重的青春痘,同时伴有多毛、不孕等多囊卵巢综合征的表现,要考虑该病的可能,通过治疗多囊卵巢综合征后才可以使青春痘症状得到控制。

此外,某些肾上腺的肿瘤也可以引起雄激素分泌升高而引起青春痘。如果突然发生的严重青春痘,伴有多毛、声音粗哑等表现,要注意排除肾上腺肿瘤的可能性。

⑦ 青春痘与季节:在夏季,温度和湿度相对都偏高,汗腺和皮脂腺的分泌功能也达到了巅峰状态。出汗和皮脂溢出增多,加上皮肤角蛋白和细胞的膨胀,使得毛囊皮脂腺的开口狭小,毛孔完全或不完全闭塞,导致皮脂分泌不畅。此外,在夏季紫外线比较强烈,照射后导致皮脂腺分泌旺盛,进一步加重了青春痘。因此,青春痘在夏天最重,注意防晒可以降低青春痘的严重程度。

而春天和秋天,温度和湿度下降,紫外线照射的强度下降,皮脂腺和汗腺的分泌减少,青春痘的严重程度下降。

冬季,气温降至一年中最低,皮肤血管收缩,血流量减少,汗腺与皮脂腺的分泌功能进一步下降,皮肤容易干燥,而此时的青春痘症状相对较轻。

⑧ 青春痘与化妆品:青春痘的发病年龄大部分为青年人,而这部分人,特别是女性更容易关注自己的外貌。

现在很多化妆品公司推出控油类的化妆品或者是有治疗痤疮功效的化妆品。这些化妆品中含有治疗痤疮的一些常用的外用药物，如可伶可俐系列化妆品中的水杨酸成分，是皮肤科医生常用的处方药物之一。

很多粉底类的化妆品可以掩盖皮肤的缺陷，使皮肤看起来完美无瑕。很多医生认为粉底可以堵塞毛囊皮脂腺而会加重痤疮。但通过笔者的临床试验观察表明，使用化妆品后如能在夜间入睡前，彻底卸妆，不仅不会影响轻中度痤疮的治疗效果，同时可以通过化妆品的遮瑕作用提高青春痘病人的生活质量，提高自信。

而重度的青春痘出现结节、囊肿和聚合型损害，可能伴有严重的感染，这样的情况在国内还没有调查，所以不建议使用粉底。而且这些类型的青春痘皮损太大，遮瑕效果也不够理想，所以不建议使用粉底液。

当然，使用化妆品要注意化妆品的安全性。有些人在美容店或者一些商店购买的自制治疗青春痘的化妆品，有可能会导致痤疮的加重或者导致接触性皮炎的发生。所以在购买化妆品时要注意化妆品的厂家，生产日期和批号。而美容店或者商店自制的化妆品有一部分是三无产品，一定要警惕。

医生对青春痘病人会进行哪些诊断治疗

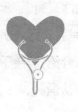

姓名 Name _____ 性别 Sex _____ 年龄 Age _____

住址 Address _____

电话 Tel _____

住院号 Hospitalization Number _____

X 线号 X-ray Number _____

CT 或 MRI 号 CT or MRI Number _____

药物过敏史 History of Drug Allergy _____

患了青春痘有哪些治疗方法

对于各种类型、不同严重程度的痤疮,有很多可选择的治疗方法,总的来说,可以分为药物治疗和物理治疗,而药物治疗又有口服药物和外用药物。面对林林总总的治疗方法,常会让病人朋友产生困扰,现在就这些治疗方法给大家做一介绍,以便于病人朋友在求医的过程中有一个更为清晰的认识。

青春痘有哪些口服药物

① 维甲酸类:口服异维甲酸是严重痤疮的标准治疗方法,也是目前治疗痤疮最有效的方法。异维甲酸作用于痤疮发病的所有病理生理环节,抑制滞留的角化过度,防止新的阻塞和炎症形成,减少皮脂分泌和粉刺形成,对结节和囊肿性皮损效果好。但有皮肤干燥、唇炎、消化道症状、致畸形等现象。孕龄病人在服药期间及停药后 2 年内应避孕。治疗效果虽显著,但考虑到它的不良反应,故尽量不作为轻型痤疮的首选治疗。

口服异维甲酸的应用指征:a. 严重的结节囊肿性痤疮及其变异形式。b. 伴有瘢痕形成的炎性痤疮。c. 对以下治疗没有效果的中度到重度的痤疮:采用联合疗法治疗 3 个月,包括全身应用四环素类药物者。d. 伴有严重心理压力的痤疮病人（毁容恐惧症）。e. 革兰阴性杆菌毛囊炎。f. 频繁复发的需要重复和长程全身应用抗生素者。g. 由于某种原因需要迅速痊愈的少数病人。

使用剂量：常用剂量为每天 0.25~0.5 毫克/千克，为了减少不良反应，剂量不应超过每天 0.5 毫克/千克。疗程决定于病人的体重和每日所用的剂量。最小累积剂量是以 60 毫克/千克为目标，但如果累积剂量达到 60 毫克/千克尚未取得满意疗效时，可以增加到 75 毫克/千克。然而即使一度痤疮完全清除，在尚未达到 60 毫克/千克域值时就停止使用维甲酸，则永久性治愈的概率会显著降低。也有所谓的冲击疗法，就是每月的最初 7 天，每天使用异维 A 酸 0.5 毫克/千克，这种方法在曾经完成全疗程后仍然复发者、病程迁延和治疗抵抗的痤疮病人中有较好的疗效。

在某些条件下，如患有严重粉刺的青少年，可以采用连续低剂量的维甲酸进行治疗，在最初阶段这些病人粉刺溶解的效果很差，但是 4~6 个月疗程的 10~20 毫克/日的维甲酸能够较快清除皮疹，然后外用维甲酸以维持疗效。不提倡大剂量维甲酸疗法，因为疗效并无明显提高，但潜在的毒性可能很严重。

系统使用维甲酸前，对病人的辅导和解说是非常重要的。应向病人说明维甲酸能引起很多不良反应，特别是致畸胎作用。病人在治疗前 1 个月应严格避孕，直至在治疗结束后 3 个月内妊娠试验阴性。如果在治疗过程中怀孕的话，必须进行流产。

少数病人使用维甲酸后会产生抑郁症状。有抑郁病史或家族史的病人用药要谨慎，一旦发生情绪波动或出现任何抑郁症状，应马上停药。异维A酸的其他不良反应，主要是皮肤黏膜干燥。开始阶段会有暂时的痤疮加重。5%的病例会有光敏感，关节肌肉疼痛，在夜间行驶时发生严重夜盲，重度脱发，血三酰甘油可能升高。治疗开始前进行肝功能和血脂检查，并在治疗1个月后复查。如果均正常，就不需要进一步的血液学检查。长期大剂量应用可引起骨骺畸形，如骨质增生、脊髓韧带钙化、骨质疏松。

异维A酸不能与四环素类药物同时应用，也不要同时系统应用糖皮质激素，因为两者有协同诱发颅内压升高的可能。

维胺酯也可以替代异维甲酸，但口服吸收稍差，起效慢，不良反应相对较轻。它能抑制滞留的角化过度，防止新的阻塞和炎症形成，减少皮脂分泌和粉刺形成，对结节和囊肿性皮损效果好。但有皮肤干燥、唇炎、消化道症状、致畸形等现象。孕龄病人在服药期间及停药后2年内应避孕。

② 抗生素：口服抗生素是治疗痤疮特别是中重度痤疮有效的方法之一。在众多定植的微生物（包括表皮葡萄球菌、痤疮丙酸杆菌、糠秕马拉色菌和其他革兰阴性杆菌等）中，只有活的痤疮丙酸杆菌明确与痤疮炎症反应加重密切关联，故选择针对痤疮丙酸杆菌敏感的抗生素是重要的出发点。除感染引起的炎症外，免疫和非特异炎症反应也参与了痤疮炎症性损害的形成过程中，因此既能抑制痤疮丙

酸杆菌繁殖又兼顾非特异抗炎症作用的抗生素应优先考虑使用。

综合以上因素,结合抗生素药代动力学特别是选择性分布于皮脂溢出部位,应首选四环素类,其次大环内酯类,其他如复方磺胺甲噁唑(复方新诺明)和甲硝唑也可酌情使用,但 β–内酰胺类抗生素不宜选择。四环素类中第一代四环素类药物如四环素口服吸收差,对痤疮丙酸杆菌的敏感性低,第二代四环素类药物如米诺环素、多西环素和赖甲四环素应优先选择,两者不宜相互替代。对系统性感染目前主要或常用的抗生素,如克拉霉素、罗红霉素、左氧氟沙星等避免使用。

由于抗生素治疗痤疮有效的重要基础是抑制痤疮丙酸杆菌繁殖,而不是以非特异性抗炎作用为主,故防止或减缓痤疮丙酸杆菌产生耐药十分重要,这就要求规范药物的剂量和疗程。通常米诺环素和多西环素每日剂量为 100～200 毫克,可以 1 次或分 2 次口服;四环素每日 1.0 克,分 2 次空腹口服;红霉素 1.0 克,分 2 次口服。疗程不少于 6 周,但不宜超 12 周。阿奇霉素是红霉素的 9-甲基衍生物,半衰期长达 68 小时,可有效地抑制细胞内病原菌,对痤疮丙酸杆菌有效,每日 250 毫克,服用 3 周。

抗生素治疗痤疮应注意如何避免或减少耐药性的产生。包括:a. 避免单独使用治疗痤疮,特别是长期局部外用。b. 治疗开始要足量,一旦有效后不宜减量维持。c. 治疗后 2~3 周无疗效时要及时停用或换用其他抗生素,并注意病人的依从性和区别革兰阴性菌性毛囊炎。d. 要保证足够的疗程,并避免间断使用。e. 痤疮丙酸杆菌是正常皮肤的寄生菌,治疗以有效抑制其繁殖为目的,而不是达到完全的消灭,因此不可无原则地加大剂量或延长疗程,更不可以作为维持治疗甚至预防复发的措施。f. 有条件可监测痤疮丙酸杆菌的耐药性,指导临床合理用药。治疗中要注意药物的不良反应,包括较常见的胃肠道反应、药疹、肝损害、光敏反应、前庭受累(如头昏、眩晕)和良性颅内压增高症(如头痛)等,罕见的不良反应有狼疮样综合征,特别是应用米诺环素。对长期饮酒、乙型肝炎、光敏性皮炎等病人宜慎用或禁用。四环素类药物不宜用于孕妇和 16 岁以下的儿童。将米诺霉素每日剂量分次口服,或使用缓释剂型每晚 1 次服用,可部分减轻不良反应。出现严重不良反应或病人不能耐受时要及时停药,并对症治疗。大环内酯类和四环素类药物均易产生药物的相互作用,联合其他系统药物治疗时要注意。

③ 激素:雌性激素和抗雄性激素类药物的应用

雌性激素:雌性激素包括雌激素和孕激素两大类。

目前认为雄性激素在痤疮发病中起一定作用,女性中、重度痤疮病人,如果同时伴有雄激素水平过高,雄激素活动旺盛的表现:皮脂溢出、痤疮、多毛、雄激素源性脱发或存在多囊卵巢综合征(PCO),应及早用雌孕激素治疗。对于迟发型痤疮及在月经期前痤疮显著加重的女性病人也可考虑联合使用避孕药。美国食品及药物管理局(FDA)批准避孕药可用于治疗 15 岁以上女性痤疮病人。

　　口服雌、孕激素治疗痤疮的作用机制 A. 雌激素：a. 通过减少卵巢和肾上腺皮质功能亢进引起的雄激素分泌过多，同时刺激肝脏的性激素结合球蛋白合成（SAHA），降低血清中活性雌激素的浓度，起到抗皮脂分泌的作用。b. 雌激素可以增加性激素结合球蛋白（SHBG）的量，减少游离睾酮的量。c. 雌激素有缩小皮脂腺的体积并抑制皮脂腺细胞内脂质合成的作用。B. 孕激素：a. 为 5α 还原酶抑制剂，它可以通过负反馈抑制作用，使血浆中的睾酮和脱氢睾酮量降低。b. 可以抑制皮脂腺细胞和角质形成细胞转化睾酮的能力。c. 醋酸环丙孕酮还可以阻断性激素与其受体结合。C. 雌激素和孕酮（黄体酮）还可以直接作用在毛囊皮脂腺，减少皮脂分泌和抑制粉刺形成。

　　口服避孕药是雌激素和孕激素的复方制剂，其种类选择也非常重要。有的避孕药中含有雄激素成分，某些人工合成的孕激素与雄激素受体有交叉反应，可降低 SHBG，增加游离睾酮的量，从而加重或导致痤疮。目前常选择的药物：炔雄醇环丙孕酮片［达英 –35（Diane35）（每片含醋酸环丙酮 2 毫克 ＋ 炔雌醇 35 微克）］，在月经周期的第 1 天开始每天服用 1 粒，连用 21 天，停药 7 天，再次月经后重复用药 21 天，连用 2~3 个月后有效，疗程 3~4 个月。对于皮脂溢出特别多的病人，常规避孕药治疗效果往往不好，可以在口服炔雌醇环丙孕酮片（达英 –35）的基础上，在月经周期的 5~14 天额外服用 50~100 毫克醋酸环丙氯地孕酮，

医生对青春痘病人会进行哪些诊断治疗

疗效可以明显提高。不良反应有少量子宫出血、乳房胀痛、上腹部不适及面部皮肤发红、体重增加、深静脉血栓、出现黄褐斑等。

乙烯雌酚：严重的病人可以用乙烯雌酚 1 毫克，每日 1 次内服，10 天为 1 个疗程。如女病人使用，要在月经后 5 天开始使用，对于月经前加重的女病人可在月经开始后 2~3 周内，每天服乙烯雌酚 0.25~0.5 毫克。对有栓塞性疾病、半身不遂、肝脏疾病、子宫不正常地出血者禁用。

孕酮（黄体酮）：对病情严重的以及月经前加重的女病人，可在经前 10 天肌肉注射黄体酮 10 毫克，经前 5 天再注射 5 毫克。

抗雄性激素：抗雄激素治疗能降低皮肤表面游离脂肪酸含量和减少皮肤表面细菌数，从而阻止和（或）减轻毛囊及其周围不同程度的炎性反应而达到治疗作用。

螺内酯（安体舒通），是醛固酮类化合物。作用机制：a. 竞争性地抑制二氢睾酮与皮肤靶器官的受体结合，从而影响其作用，抑制皮脂腺的生长和皮脂分泌。b. 抑制 5α - 还原酶，减少睾酮向二氢睾酮转换。推荐剂量为每天 1~2 毫克/千克，疗程为 3~6 个月。不良反应为月经不调（发生概率与剂量呈正相关）、恶心、嗜睡、疲劳、头昏或头痛和高钙血症。孕妇禁忌。不推荐男性病人使用，用后可能出现乳房发育、乳房胀痛等症状。

西咪替丁（甲氰咪胍）：有弱的抗雄激素作用，能竞争性阻断二氢睾酮与其受体结合，但不影响血清雄激素水平，从而抑制皮脂分泌。推荐剂量每次 200 毫克,每日 3 次,疗程 4~6 周。

④ 皮质类固醇激素:糖皮质激素具有抑制肾上腺皮质功能亢进引起雄激素分泌、抗炎及免疫抑制作用。

口服糖皮质激素主要用于暴发性痤疮或聚合性痤疮,因为这些类型的痤疮往往和过度的免疫、炎症反应有关,短暂使用糖皮质激素可以起到免疫抑制及抗炎作用。但应注意,糖皮质激素本身可诱发痤疮。口服仅用于炎症较严重的病人,而且是小量、短期使用。

推荐剂量:a. 暴发性痤疮:泼尼松每日 20~30 毫克,持续 4~6 周,之后 2 周内逐渐减量,之后开始口服维甲酸。b. 聚合性痤疮或暴发性痤疮在口服异维甲酸治疗时出现病情加重,泼尼松每日 20~30 毫克,持续 2~3 周,之后 6 周内逐渐减量;同时停用口服维甲酸或减量至每天 0.25 毫克,然后根据病情增加或减少剂量。c. 泼尼松每日 5 毫克或地塞米松每日 0.375~0.75 毫克,每晚服用,可以抑制促肾上腺激素清晨的高分泌,抑制肾上腺和卵巢产生雄激素,好转后逐渐减量。对于在月经前加重的痤疮病人,可以在月经前 10 天开始用泼尼松每日 5 毫克至月经来潮为止。Fisher 等认为大剂量的糖皮质激素有抗炎作用,小剂量有抗雄激素作用。目前多主张与女性激素或抗雄激素联合应用,效果更好。

青春痘有哪些外用药物

痤疮外用药物治疗的目的是消炎、杀菌、去脂、清除皮面过多的油腻,去除毛孔堵塞物使皮脂外流通畅。局部应注意用清水洗脸,去除皮肤表面的油脂及皮屑和细菌的混合物。但不能过分清洗。忌用手挤压、搔抓粉刺。此外,忌用油脂类、粉类护肤美容化妆品及含有激素成分的软膏及霜剂。

1. 局部抗菌药物

① 克林霉素:为林可霉素的衍生物,能有效抑制痤疮丙酸杆菌,减少毛囊周围组织的炎症反应,目前多用其磷酸盐外用以减少其不良反应,剂型一般为1%浓度的凝胶。

② 红霉素或氯霉素:外用制剂用乙醇或丙二醇配制,浓度1%~2%,对轻、中度痤疮有良好疗效。

③ 过氧化苯甲酰:此药为过氧化物,有杀菌、角质剥脱和溶解作用,抑制皮脂分泌,减少游离脂肪酸。外用后可缓慢释放出新生态氧和苯甲酸,可杀灭痤疮丙酸杆菌、溶解粉刺及收敛作用。可配制成2.5%、5%和10%不同浓度洗剂、乳剂或凝胶,应从低浓度开始使用。含5%过氧苯甲酰及3%红霉素的凝胶可提高疗效。但少数病人对过氧化苯甲酰外用有反应,可产生接触性皮炎。外涂每日1~2次。

④ 壬二酸:壬二酸是一种天然形成的二羧基酸,目前一般外用其20%浓度的霜剂,它能减少丝状蛋白的合成,

抑制毛囊角化过度,同时具有杀灭或抑制痤疮丙酸杆菌和表皮葡萄球菌的作用,且不会引起耐药性痤疮丙酸杆菌。能减少皮肤表面、毛囊及皮脂腺内的菌群,尤其是对痤疮丙酸杆菌有抑制作用及粉刺溶解作用,对不同类型的痤疮均有效。与其他药物如4%过氧化苯甲酰凝胶、1%克林霉素等合用可增加疗效。壬二酸局部外用无明显不良反应,少数可有红斑、烧灼感,但一般轻微而短暂,不妨碍用药。

2. 维甲酸类

有角质剥脱作用,如0.05%~0.1%维甲酸霜,每日外涂1~2次。1%阿达帕林、0.1%他扎罗丁。新剂型:0.1%全反式维甲酸凝胶,是为减少维甲酸的刺激性而设计的一种缓释剂。全反式维甲酸溶于多元醇前聚物–2(pp–2)的液态多聚化合物中,可制成霜及凝胶,刺激性小。注意如用药后局部出现刺激反应性红斑、脱屑等,应暂停1~2日,然后继续使用,或从低浓度开始至皮肤耐受为止,可连用1~2个月。

① 0.025%~0.1%维甲酸(全反式维甲酸)霜或凝胶:此剂可以调节表皮角质形成细胞的分化,使粉刺溶解和排出。开始用药5~12天时皮肤有轻度刺激反应,如局部潮红、脱屑紧绷或烧灼感,但逐渐可以消失。故应从低浓度开始,每日晚上应用1次,避免光照后增加药物刺激性,症状改善后每周外用1次。

② 13–顺维甲酸凝胶:调节表皮角质形成细胞的分化,减少皮脂分泌,每日1次或2次。

③ 第三代维甲酸类药：0.1%阿达帕林凝胶，每晚1次，治疗轻、中度痤疮有较好疗效。0.1%他扎罗汀乳膏或凝胶，隔日晚上使用1次，以减少局部刺激。

3. 羟基酸

是天然或人工合成的一组结构相关的有机酸。天然品主要存在于水果和蔬菜以及很多草药中。按羟基（-OH）在分子结构中的位置分为 α-羟基酸，如乙醇酸、丙酮酸、苹果酸、乳酸、酒石酸等；β-羟基酸，如柠檬酸、水杨酸等。羟基酸能溶解角化细胞间黏合质，松弛无生活力的角化细胞的黏合，使之易从皮肤表面清除。因此，该制剂可用于改善皮肤粗糙不平，使细皱纹缓解；清除毛囊内堆积的角质、软化和松弛粉剂、角栓，以疏通毛孔；增强细胞间脂质产生，改善表皮屏障功能和水合状态；激励表皮细胞更替，代之以新的细胞；清除携带黑素的表层角化细胞，协助祛斑增白剂的效果，以及调整皮肤表面的"酸外套"等。

4. 抗雄激素类

雄性激素在痤疮发病中起重要作用，抗雄性激素治疗痤疮往往效果良好。其局部外用制剂多为雄激素受体的抑制剂或拮抗剂，具有特异性强、不良反应小的优点。其中大多数在动物模型中可有效地抑制皮脂腺的分泌，然而临床疗效报道不一。近几年文献报道较多的为 Ru58841 和螺内脂（安体舒通）霜。所有试验者均未出现皮疹及其他皮肤刺激症状，提示螺内脂是安全有效外用治疗高皮脂分泌率痤疮的药物。

5. 其他外用药物

① 白色洗剂:主要成分为硫酸锌和硫酸钾,其作用是减少皮脂,抑制感染,使毛囊口扩张,便于皮脂排出。每日使用1~2次。

② 二硫化硒:2.5%二硫化硒洗剂具有抑制真菌、寄生虫及细菌的作用,可降低皮肤游离脂肪酸含量。用法为洁净皮肤后,用药液略加稀释,均匀地涂布于脂溢明显的部位,约20分钟后再用清水清洗。

③ 5%~10%硫黄洗剂:具有调节角质形成细胞的分化,降低皮肤游离脂肪酸等作用,对痤疮丙酸杆菌也有一定的抑制作用。

④ 过氧化氢:具有明显的杀灭革兰阳性和革兰阴性细菌的作用。可外用治疗痤疮。

青春痘有哪些物理治疗

物理治疗较为方便,且不良反应小。对于不能耐受药物治疗或不愿接受药物治疗的痤疮病人,物理治疗是理想的选择。目前,常用的有效治疗痤疮的物理疗法有光动力疗法、激光治疗和果酸疗法等。

1. 光疗法

光疗法是痤疮物理治疗的最主要方法之一,这类方法起效快、疗程短、不良反应少,目前越来越多地受到人们的关注。

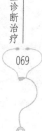

① 蓝光治疗:毛囊皮脂腺组织中的痤疮丙酸杆菌可产生粪卟啉Ⅲ,这是一种光敏性物质,可吸收波长为 415 纳米的蓝光,转化为具有高能量的不稳定卟啉,并形成单态氧,从而损伤细胞膜和改变细胞内酸碱度,最终导致细胞死亡。蓝光治疗每次 15 分钟,每周两次,连续 4 周,大部分炎性皮损能够得到缓解。蓝光的不良反应少且轻微,仅有照射后引起局部干燥、瘙痒或出现皮疹。

② 红光治疗:红光(660 纳米)比蓝光对卟啉的光动力效应弱但能更深地穿透组织,其穿透深度可达 10~15 毫米以上,直接作用于皮下组织。所以,红光的穿透性和抗炎作用也可以对痤疮的治疗起到一定作用。对痤疮病人进行为期 8 周,每周 1 次的红光治疗,病人的症状及体征可有显著改善。

③ 红蓝光联合治疗:蓝光可照射后产生光动力学反应,但其透皮深度浅,红色光透皮深度较深,但对光活化卟林效果差,故混合应用蓝–红光,比单纯应用蓝光不良反应小而疗效好。红蓝光联合疗法主要利用红蓝光的作用机制,两者交替使用加强痤疮治疗的效应。同时改善皮肤质地,减少复发,且复发后皮损减轻等特点。

治疗方案:每周 1~2 次,蓝光能量为 48 焦/平方厘米,红光为 126 焦/平方厘米,治疗 4~8 次为 1 个疗程。治疗过程中有轻微的瘙痒,治疗后部分病人出现轻微脱屑,未发现有明显的不良反应。使病人皮损部位的皮肤能够得到最大限度的复原。红蓝光联合治疗痤疮是一种非侵害性、非烧灼性和安全有效的方法，尤其是对传统方法难以恢复的痤疮病例。若再能结合其他技术，如强脉冲光、光动力等，将可能成为未来痤疮治疗发展的新方向。

④ 光动力疗法（PDT）：光动力疗法（PDT）是指光敏剂优先被病变靶组织摄取和滞留，经特定波长光源照射，在氧分子的参与下，激发形成有活性的单态氧或自由基，从而产生光毒性反应，破坏光敏剂所在病变组织的一种技术。PDT治疗痤疮的机制包括抑制痤疮丙酸杆菌，直接损伤皮脂腺，影响角质形成细胞分泌等方面。

目前光动力疗法常用的光敏剂为5-氨基酮戊酸（5-ALA）、甲基氨基酮戊酸（MAL）。PDT使用的光源有激光、强脉冲光、非相干宽谱光以及这些光源的配合使用。大多数研究者都在光照前3~4小时给药，给药方式有口服、外用和局部皮损内注射。大部分研究治疗间隔为2~4周，治疗次数为2~4次。治疗的次数一般由不同个体痤疮严重程度的分级和前几次的治疗反应来决定，而且一次治疗的强度越大，如使用高浓度的光敏剂、较长时间的给药时间，高照射剂量和高能量累积，则需要相应延长与下一次治疗的间隔时间，以尽量减少不良反应的发生。

PDT治疗后短期局部出现不同程度的瘙痒、红斑、水肿，甚至出现水疱、急性痤疮样皮损。远期的不良反应可能有色素沉着、色素减退和瘢痕形成。所有的不良反应可在1~2周内消失。研究显示，这些不良反应的产生与PDT本身作用于皮脂腺产生急性炎症反应以及对于富含脂质的细胞膜、细胞器膜结构的过氧化密切相关。

⑤ 激光疗法：1 450 纳米激光、强脉冲光（IPL）、脉冲染料激光和点阵激光是目前治疗痤疮及痤疮瘢痕的有效方法之一，也可与药物联合治疗。1 450 纳米激光是美国食品及药物管理局（FDA）批准用于治疗痤疮的激光。

下面重点介绍激光用于痤疮瘢痕的治疗。痤疮瘢痕分为冰锥型、碾压型、深或浅箱车型，其他较少见的痤疮瘢痕，包括窦道形成、增生性瘢痕和瘢痕疙瘩。

激光治疗痤疮瘢痕的方法要根据病人的个体和痤疮瘢痕的类型而决定。冰锥型和深、窄的箱车型痤疮瘢痕选择钻孔切除术，而深、宽箱车型痤疮瘢痕除选择钻孔切除术，还可选钻孔填充术。浅货车箱型痤疮瘢痕采用激光嫩肤能取得很好疗效，而碾压型痤疮瘢痕既往多采用填充法，由于其作用效果短暂，故改为皮下刮除术，单独激光嫩肤能取到轻微的改善，但激光嫩肤后再手术切除，疗效更佳，故一般临床采用手术和激光联合治疗。激光治疗痤疮瘢痕，根据其作用机制可分为剥脱性激光、非剥脱性激光和点阵激光。

① 剥脱性激光：包括二氧化碳激光和 Er：YAG 激光，尽管能取得很好的疗效，能改善皮肤的纹理，但其不良反应包括持久性红斑和炎症后色素沉着，特别发生在肤色黑的病人，从而限制其应用。

二氧化碳（CO_2）激光：波长为 10 600 纳米，其作用深度比化学剥脱深，一般作用深度达 20~30 微米，热损伤达 50~150 微米。此过程不引起出血，但能引起表皮和部分真皮剥脱,从而刺激热损伤修复,新的胶原纤维和网状纤维增生。可用于治疗瘢痕增生和浅箱车型瘢痕,对于瘢痕疙瘩无效。

Er:YAG 激光:剥脱作用比 CO_2 激光温和,靶组织为水,吸收的能量是后者的 16 倍,其穿透表浅,故其损伤较小,但它在刺激胶原增生和真皮重塑作用不如 CO_2 激光,可用于瘢痕增生或浅箱车型痤疮瘢痕。

② 非剥脱性激光:痤疮型瘢痕疙瘩去除方法:激光是一种很成熟的解决痤疮型瘢痕疙瘩的方法,激光治疗适于治疗面积在 20 平方厘米以下的较局限的瘢痕疙瘩,且须配合药物注射或放疗同时进行,若瘢痕面积过大则创面中央难以完全上皮化,治疗后瘢痕疙瘩容易复发。此外瘢痕过大,需注射的药物量增多,则药物的不良反应明显突出。

因此对 20 平方厘米以上的瘢痕疙瘩治疗只宜采取切瘢植皮,然后在切口边缘注射复合确炎舒松溶液以防止复发。禁忌单纯用激光治疗瘢痕疙瘩。先用亚甲蓝沿瘢痕边缘画出要烧除的瘢痕轮廓,在瘢痕基底部和周围注射 0.5% 利多卡因浸润麻醉。然后用二氧化碳激光烧灼瘢痕组织,同时将碳化的组织不断用乙醇棉球擦去。

激光烧灼瘢痕疙瘩的组织范围:周边达瘢痕和正常组织的交界处,基底以恰达到瘢痕全部胶原致密组织的下层为度。其痤疮型瘢痕疙瘩的检验方法为:用有齿镊夹住基底层组织以适当的角度牵拉,若感到张力很大则说明还没将这层致密组织清除。烧除全部瘢痕组织后以凡士林油纱布覆盖创面,外再覆以多层纱布适当加压包扎,术后每2~3天更换1次敷料。

2. 果酸疗法

果酸美容是皮肤美容业的一个热门话题,市面上常可见各种果酸产品,而"果酸换肤术"相信大家也并不陌生。果酸治疗其实并不是一种新方法,而是一种最表浅、最安全的非创性化学剥脱术。现在就向各位读者揭开果酸护肤的面纱。

什么是果酸?果酸其实是好几种化学物质的总称,通常是指存在于柑橘水果中的柠檬酸、苹果中的苹果酸、葡萄酒中的酒石酸、甘蔗中提炼出来的甘醇酸。因为其中的大部分物质皆可在天然水果中找到,因而叫作果酸。它的学名叫 α – 氢氧基酸,简称为 AHA。因此,我们可以明确两点:一是果酸是一种酸;二是果酸是天然物质中提炼出来的有机氢氧基酸的统称。

果酸的作用机制是通过干扰细胞表面的结合力来降低角质形成细胞黏着性,加速表皮细胞脱落与更新,同时刺激真皮胶原合成,增强保湿功能。果酸浓度越高,作用时间越长,其效果越好,但相对不良反应也越大。果酸的功效可归纳为以下几点:

① 改善肤质:果酸使用于皮肤表面,能使细胞间的水性物质渗透到表皮内部。能除去过厚的角质细胞,使皮肤呈柔软、年轻的状态,改变粗糙没有弹性的老化皮肤。角质软化后,也可以改善皮脂腺的分泌,达到消除痤疮的功效。

② 消除痤疮:果酸在去除角质的同时,也能让皮肤油脂分泌更为通畅,故可治疗青春痘、粉刺等。对于用各种药物均无效的白头粉刺,外用果酸制剂能把它剥脱下来。

③ 美容除皱:任何果酸产品都可以提高皮肤抵御干燥的能力,能提高皮肤天然保湿能力,让皮肤保持一定的湿度,减少细小皱纹。果酸是一种良好的保湿剂,可以使皮肤真皮浅层的透明质酸含量增高,使皮肤角膜细胞和真皮浅层的含水量增多。当应用高浓度果酸时皮肤角质层凝固,达到剥皮效果时,不需作任何处理,令其自然与皮肤分离,剥脱后皮肤呈现润泽、洁白。

④ 治疗老年斑和各种色素斑:利用果酸制剂的剥皮术使皮肤上的老年斑、各种色斑的颜色变浅,长期应用能淡化色素斑。果酸应用在治疗各类皮肤病变,如干燥症、鱼鳞病、皮肤粗糙、老年斑等。

常用的果酸换肤术有:a. 甘醇酸换肤:甘醇酸分子量最小,穿透皮肤效果较强,刺激感较明显,敏感性肌肤不建议用这类换肤,适宜中油性、青春痘、黑斑等肌肤耐受能力高的肤质使用。b. 柠檬酸 ABC 活肤术:是一种温和不刺激的换肤技术,柠檬酸本身具有良好的去角质及抗氧化特性,应用30％柠檬为主成分,加上熊果素、鞣酸、苦杏仁酸制成不同功效的3种配方产品:抗氧防护、美白淡斑、净肤祛痘,可针对病人不同时期的肤质状况及症状的需求,选择合适的换肤配方。柠檬酸 ABC 活肤术较甘醇酸换肤温和,采用专利酸碱兼性系统(Amphoteric system)配方,降低皮肤刺

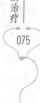

激度,使耐受能力提升,改善皮肤效果更好,很适合敏感性肤质或干燥老化肤质的使用,对于不想用或不适用侵入性治疗(外科手术、侵入性治疗),或是除了使用居家保养品之外,还想要多一些效果的消费者,建议选择该类型的果酸换肤。此外,柠檬酸 ABC 活肤术也可配合甘醇酸换肤一起使用,可以提升治疗功效,并且降低换肤过程中的刺激不适感。

果酸换肤的流程:先将病患脸部用特殊清洁剂或乙醇、丙酮洗净及去除油脂后,医生将适宜浓度的甘醇酸或柠檬酸 ABC 由额头、鼻子、脸颊、下巴的顺序涂抹,停留数分钟后喷上中和液,终止果酸的作用。之后,再用冷敷以减轻疼痛与充血。最后涂上抗生素药膏或营养霜进行保护。治疗过程中,病人会感觉有些灼痛。术后两天内治疗区还会发红、疼痛。若有结痂,常在 7 天内自行脱落,绝对不可以剥脱。一般而言,需要 8~10 次的换肤才能达到较佳的疗效。而每次换肤需间隔 2~4 周。

当然,果酸治疗也可能产生不良反应,特别是敏感性皮肤的病人和刚开始使用果酸的人群,会发生不同程度的皮肤损害。有学者认为,果酸美容只不过是用果酸产品涂在表皮上而进行的操作,即便有不良反应也可以及时制止。所以,只要被涂抹的部位没有伤口、湿疹、疱疹、疣等病灶,都可以接受果酸换肤术。但实际情况并没有那么简单。一是果酸的浓度掌握不好会发生灼伤,即使马上停用,灼伤性损害也不可能立即停止。二是果酸具有抗原性,皮肤吸收后照样可以引起过敏反应。下面介绍一下果酸治疗可能出现的不良反应。

① 灼伤性损害：灼伤性损害无疑与果酸的浓度有关，但果酸浓度的标准阈究竟是多少尚有争议。直接的灼伤表现为皮肤充血、水肿、潮红、灼痛、渗出、脱屑等。若这些症状没有获得有效控制，可发生感染。间接灼伤主要是指日光对治疗区皮肤的刺激，使用含果酸的护肤品，会增加皮肤对紫外线的吸收。据美国食品及药物监督管理局（FDA）的研究显示，如果连续接受果酸含量达 10％，pH 为 3.5 的护肤品 4 周后，皮肤的抗紫外线能力会减少 18％。

② 过敏性反应：果酸是好几种化学物质的统称，存在于柑橘类中的柠檬酸，苹果中的苹果酸，葡萄酒中的酒石酸以及甘蔗中提炼的甘醇酸等。而市面上的果酸产品虽然绝大部分是甘醇酸或其他果酸的不同组合，但通常情况下并不精确地标示是哪一种果酸为主，只是以 AHA 涵盖之，这就为过敏反应埋下了隐患。过敏反应以局部的皮肤潮红、水肿、渗出、瘙痒，甚至破溃等。少数病人可能发生全身性的反应，如哮喘、喷嚏、会阴水肿等。

针对目前果酸美容市场的现状，有几个方面尚需规范，而作为消费者，我们也需要有所了解，以正确认识和使用这种治疗。a. 对果酸美容效果的宣传不能夸大功效。经过上述的介绍我们知道，果酸美容效果非常有限，不要指望使用果酸后，肌肤可以神奇地变得又嫩又滑，而且还没有皱纹。b. 要让消费者充分了解果酸的不良反应，并采取必要的预防措施。对果酸的不良反应了解后，可针对自己的皮肤情况选择治疗。c. 从事果酸美容的单位和医生、美容师必须具备相关资质。因此,对于广大消费者而言,应该选择正规的医院进行治疗。d. 有关部门应确定果酸产品在不同使用方式中的浓度标准(包括 pH 值)。我国对化妆品中的果酸含量,至今没有明确的标准,市场上果酸产品的浓度参差不齐。在具体操作中,一般认为 15％的药膏制剂是"可以安全使用"的低浓度。而直接换肤用的浓度在 20％～60％之间,最高可达 70％。e. 果酸产品标签上除应注明浓度、pH 值外,还应注明果酸成分的种类。

3. 光子嫩肤

光子嫩肤是一种先进的高科技美容项目,采用特定的宽光谱彩光,直接照射于皮肤表面,它可以穿透至皮肤深层,选择性作用于皮下色素或血管,分解色斑,闭合异常的红血丝,解除您肌肤上的各种瑕疵,同时光子还能刺激皮下胶原蛋白增生,让您的肌肤变得清爽、年轻、健康有光泽。而且光子嫩肤技术是一种非剥脱的物理疗法,具有高度的方向性,很高的密度和连贯性,光子嫩肤可被聚集到很小的治疗部位,因而其作用部位准确,不会对周围组织和皮肤附属器官造成损伤;同时,光子嫩肤非介入的治疗方法适应不同的皮肤状态,安全有效,不会对皮肤造成损坏。所以,光子嫩肤是一种比较安全的治疗方法。

光子嫩肤可以解决我们非常关注的一些皮肤问题:清除或减淡各种色斑和老化斑;去除面部红血丝(毛细血管扩张)和痤疮红斑;抚平细小皱纹;收缩粗大毛孔;增厚肌肤胶

原层,增强皮肤弹性;显著改善面部皮肤粗糙;清除或减淡青春痘瘢痕。

光子治疗后是不需要特别的皮肤护理,但是建议在医生的指导下使用护肤产品,包括停止使用所有的功能性化妆品(包括各种祛斑霜、抗皱霜等),禁止使用各种化学剥脱性治疗(也就是所谓的换肤治疗),禁止皮肤磨削和使用磨砂洗面奶等。另外,在光子治疗期间一定禁忌做面部按摩护理,防止皮肤角质层在按摩的过程中变薄,从而易出现红血丝。由于色素斑以及各种光老化的原因是日光的照射,所以防晒和防晒霜的使用是重要的。防晒霜的标准尽量达到 28 倍以上并且含有长波紫外线防护(PA＋＋)的双重防晒霜才会有效果。当然皮肤保湿霜的应用也是需要的。

光子嫩肤是一种非常安全的治疗方法,基本没有什么不良反应。但是,任何治疗方法都有其潜在的风险,光子嫩肤也不例外。由于个体差异的存在,光子嫩肤在少数人群有可能引起色素沉着斑,而极少数人可能会引发青春痘样发疹和水疱。因此广大消费者在选择光子嫩肤时,应尽量选择正规的医院进行规范的治疗。

4. 皮肤磨削术

皮肤磨削术就是将凹凸不平的瘢痕的表皮磨平,磨削后,残存的皮肤附属器(毛囊、皮脂腺、汗腺)会迅速形成新的表皮,伤口几乎不留或极少留有瘢痕而愈合,令瘢痕变得模糊从而达到改善外观的目的。皮肤磨削术不仅对痤疮、水痘、天花等后遗的凹陷性瘢痕有效,对于文身、粉尘爆炸染色等色素在皮肤内浅层,皮肤磨削手术恢复后都有一定的效果。

皮肤磨削术是一种创伤性的治疗,可能出现一些并发症,严重者将影响治疗效果。因此在选择磨削术时,应严格掌握其适应证和禁忌证。

皮肤磨削术的适应证有:瘢痕类、色素性损害类、良性肿瘤类和有关皮肤病类。青春痘遗留的浅表瘢痕、虫蚀状皮肤萎缩都可选用该方法。

皮肤磨削术禁忌证:患有血友病或出血异常者;乙型肝炎表面抗原阳性,有严重或复发性单纯疱疹史者;患有活动性脓皮病者;有瘢痕疙瘩素质或增生性瘢痕者;放射性皮炎或半年内曾接受放射治疗的局部、烧伤瘢痕,有精神病症状、情绪不稳定或要求过高者。此外,黄褐斑、太田痣、鲜红斑痣、化妆品引起的色素沉着应作为禁忌证。

皮肤磨削可能会出现的不良反应有:色素沉着、色素减退、粟丘疹、增生性瘢痕、感染、红斑、代偿性皮脂溢出和单纯疱疹等。而最要防范的就是色素沉着,一般在术后1个月左右出现,两个月为高峰,经半年至1年,少数经1年多消退,为了预防色素沉着的发生,一定要做好防晒工作。一定要掌握好磨削的深度,否则不但色素沉着,还会留下新的瘢痕,因此,为了最大限度地保证磨削手术的治疗效果,病人一定要慎重选择医院。

通过上述对皮肤磨削术的介绍,相信大家对皮肤磨削术治疗作用和不良反应都有所了解了。想要避免皮肤磨削术的并发症,一定要去正规医院治疗。

5. 面膜

有面膜和倒模两种,在做之前均先清洁皮肤,然后涂药、喷雾、按摩使理疗、按摩、药物融为一体,相互作用达到治疗和美容的目的。

① 面膜:举世闻名的埃及艳后晚上常常在脸上涂抹鸡蛋清,蛋清干了便形成紧绷在脸上的一层膜,早上起来用清水洗掉,可令脸上的肌肤柔滑、娇嫩,保持青春的光彩。据说,这就是现代流行面膜的起源。面膜是利用覆盖在脸部的短暂时间,暂时隔离外界的空气与污染,提高肌肤温度,皮肤的毛孔扩张,促进汗腺分泌与新陈代谢,使肌肤的含氧量上升,有利于肌肤排除表皮细胞新陈代谢的产物和累积的油脂类物质,面膜中的水分渗入肌肤表皮的角质层,皮肤变得柔软,增加弹性;而其中的一些药物或者护理成分也能同时发挥效果。

面膜是美容化妆品中较早出现的一种,其种类繁多,下面介绍几种常见的面膜。

泥面膜:其中含有丰富均衡的矿物质,可消炎、杀菌、清除油脂,抑制粉刺恶化,也能让毛孔更加细致。这些矿物质和微量元素还能为肌肤补充营养,养护肌肤。

中药面膜:将中药面膜粉加入少量的蜂蜜,用水调成糊状,然后涂于面部,边涂边喷雾边中医按摩,手法循经络穴位和血循环的方向按摩。下面介绍几种自制的中药面膜。

A. 丹芩栀面膜:材料:丹参 10 克,黄芩 15 克,栀子 15 克,银花 15 克,蜂蜜适量去中药店购买丹参、黄芩、栀子、银花，在用清水浸泡2个小时后，连同浸泡的水入沙锅煮沸，在文火煮半个小时，滤去药渣，取滤液。将药液再加热浓缩，调入蜂蜜成稀糊状。先用温水洁面，除去面部油脂、尘垢，再敷涂丹芩栀面膜，30分钟清水洗去。每天早晚各1次。

功效：本面膜有抗菌消炎，活血化淤的功效。方中黄芩、栀子、银花有清热解毒，抗菌消炎的作用，可抑灭多种引起青春痘的病菌；丹参活血化瘀，一助黄芩等清热解毒，二除囊肿消瘢痕。因此，该面膜对青春痘化脓，形成囊肿性痤疮有较好的疗效。

B. 蒲公英面膜：材料：蒲公英100克，绿豆50克，蜂蜜10克

将采集的蒲公英全草100克（干品30克），先煎水，取净汁500毫升。在蒲公英汁液中加入绿豆50克，煮至绿豆开花，调入蜂蜜10克即成。使用方法为内外兼修：吃绿豆喝汤，一天分多次吃完。同时将余汤涂脸，30分钟后洗去。连续内吃外用1周以上。

功效：蒲公英又名黄花地丁，有清热解毒，广谱抗菌的作用。配绿豆增强清热解毒的疗效；配蜂蜜调味，既增强蒲公英的抗菌消炎作用，外涂面部直接对皮肤起清污杀菌作用，又有营养呵护功效。

C. 重楼丹面膜：材料：重楼15克，丹参30克，蜂蜜10克

做法：将重楼、丹参洗净，切片，然后与蜂蜜同入沙锅，

加水500毫升，大火煮沸后文火再煎20分钟，滤出药液。将剩余药渣加水再煮，取药液，合并两次药液约300毫升，调入蜂蜜即成。每日分3次饮完，同时用此液涂脸，15分钟后用清水洗去。连续饮用并涂脸半个月。

功效：本方对脓疱性、囊肿性痤疮有很好疗效。重楼又名七夜一枝花，有很强的抗菌消炎作用。丹参活血化瘀，消斑化瘢痕。因而与重楼配合，治疗久治不愈的痤疮，疗效甚佳。

中医学对久治不愈或反复发作的顽固疾病，都要用活血化瘀的药引导主药直达病变深层，可将病根拔出。所以本方以清热解毒，抗菌消炎的重楼为主，配活血化瘀的丹参，专治顽固性痤疮。

D. 紫罗兰面膜：材料：紫罗兰花30克，清水1 000毫升

制法：将鲜紫罗兰花瓣放入1 000毫升清水中，煮沸10分钟即成，滤出约800毫升左右液体，当茶饮用；剩下的再浓煎成80毫升左右，冷却取消毒棉球蘸此浓缩液轻涂脸上青春痘处，1日4次，睡前必搽1次。

功效：对前述方法都不能治愈的顽固性青春痘最有效。内饮外涂，双管齐下，疗效较好。

E. 桃杏花面膜：材料：鲜桃花360克，鲜杏花360克，清水5 000毫升

制法：采鲜花洗净，沥干水气。将鲜花再冷开水中浸泡7天即成。每天取50毫升桃杏花水，加温水250毫升，搅

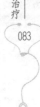

均后洗脸,早晚各1次。

功效:本洗液有消除痤疮引起面部色斑的功效。桃花有祛斑作用。桃花、杏花都富含氨基酸、维生素C有营养皮肤,美白皮肤的功效。

F. 大黄紫草面膜:材料:生大黄15克,紫草15克,玉米油100毫升

做法:将生大黄、紫草、料研成细末。将细末浸入玉米油中,浸泡3~6天。睡前用温水洗脸后,用药油涂脸,翌晨洗去。

功效:本涂剂有清热解毒,抗菌消炎,凉血活血,抑制雄性激素的功效。对青春痘出现红色丘疹即用,疗效十分显著。对青春痘留下的瘢痕,也有消除作用。

G. 护肤品面膜:目前市场上有很多商品化的面膜,主要有涂抹式和贴式面膜。涂抹式面膜最大优点是覆盖范围大,可以随心所欲依据自己的需求调整用量,分区护理也十分方便。贴式面膜使用方便,不受道具、地点等的限制,因此现在越来越得到大家的青睐。

H. 自制面膜:针对不同的护理需求,将蔬菜、水果、蜂蜜等物质处理后,可制成简易的自制面膜。但是值得注意的是,不同季节,面部皮肤对外界环境的抵御能力会有所不同。特别是在季节交替时,皮肤屏障功能会大大降低,这时较易出现皮肤过敏反应。例如用白醋、芦荟等物质抹脸时,浓度不易控制,使用这些面膜时要注意其对皮肤造成刺激。

a. 生菜面膜:将生菜叶子捣碎,加少量水,煮5分钟。叶子

捞出,包入纱布。趁热敷脸。可缓解皮肤刺激、阳光灼伤、粉刺、毛细血管扩张等症状。b. 绿豆粉面膜:取绿豆粉 1 包。在敷脸前先涂些化妆水,再将纸巾敷在脸上,纸巾上先要挖些可以呼吸的小洞洞,再涂上绿豆粉,用后一撕就下来了。值得注意的是要选用研磨细致的绿豆粉粒,脆弱的皮肤才不会因为颗粒粗糙而造成伤害。该面膜可清热消毒,治疗青春痘。c. 芦荟青春面膜:将新鲜芦荟去皮,切一小块果肉,再用透气胶布贴在痘痘上,可起到消炎去肿的作用。不仅对于青春痘有很大的改善作用,均匀敷于全脸,还有助于肌肤光洁亮丽。d. 蜂蜜番茄面膜:先将番茄压烂取汁,加入适量蜂蜜和少许面粉调成膏状,涂于面部保持 20~30 分钟,具有使皮肤滋润、白嫩、柔软的作用,长期使用还具有祛斑除皱和治疗皮肤痤疮等功效。e. 香蕉面膜:熟香蕉半只,捣烂成泥状,掺入适量的牛奶,调成糊状,敷在脸上,保持 15~20 分钟后用清水洗净。此法可使皮肤清爽滑润,除去脸部痤疮及雀斑。f. 酵素面膜:取小麦粉,柠檬汁少许,混合后敷在面上。敷面后,用化妆棉沾冷水清除面膜。用柔软的干毛巾,将面上的水分吸干。拍上消炎化妆水。有需要的话,再涂上抗痤疮的面霜。每周做 1~2 次。酵素具有分解物质作用,故可消除皮肤之污垢,促进皮肤新生,适合护理暗疮皮肤。g. 苹果面膜:将苹果去皮后捣成泥,然后涂于脸部。干性、过敏性皮肤,可加适量鲜牛或植物油;油性皮肤宜加些蛋清。15~20 分钟后用热毛巾洗干净即可。隔天 1 次,1 个疗程为 20 天。可使皮肤细滑、滋润、白嫩,还可消除皮肤痤疮、雀斑、黑斑等症状。h. 红萝卜面膜:将新鲜红萝卜洗净后连皮打碎至泥汁状,然后于早晚洁面后涂敷在患处,15分钟后以清水洗去。效果:红萝卜蕴含解毒成分,有消炎杀菌之功效,更能分解囤积的脂肪,有助治疗暗疮。i. 啤酒敷面法:先将啤酒冷冻。将冰冻后的啤酒倒于化妆棉上,直至湿透为止。洁面后,将化妆棉敷在额头、鼻、面颊及下巴处。待20分钟后,用冻水把面清洗干净。效果:可以收缩毛孔,预防暗疮。j. 玫瑰面膜:将玫瑰花瓣及半个黄瓜搅成糊状,再混合3匙珍珠粉,敷在面上。20分钟后洗去。适合有暗疮的油性皮肤,可以消炎、去油。

② 倒模面膜:倒模面膜主要应用中医按摩手法,配以相应药物,再结合医用石膏做面膜,利用其发热、冷却与收敛等物理作用,进行倒模处理,使药物、按摩、理疗融为一体,从而达到治疗和美容效果。其美容机制是:借石膏加水放出的热度以改善血液循环,在揭去面膜时吸取毛孔中的污物皮脂等,改善皮肤的清洁度。这种美容疗法温度适宜,热敷效果好,成膜性强,可有效增加皮肤温度,加速血液循环,促进药物吸收。

具体方法是:在基质中加入不同药物,制成各种霜剂,然后将霜剂涂于面部,边涂边喷雾边按摩数分钟,用脱脂棉将眼、鼻、口和胡须部盖好后,再将石膏用水调成稀糊状,立即涂于面部,注意要露出鼻孔和口,待石膏由软变硬变热,由热慢慢变凉,即可将石膏拿下。

现举一倒模治疗方如下:

金银花、野菊花、丹皮、白茯苓、玫瑰花各 10 克,侧柏叶 15 克,皂刺 10 克,珍珠粉适量,以上成分共为细末。清洁皮肤后用负离子喷雾机,喷雾 10~20 分钟,把中药面膜粉 30 克用温水调成糊状,薄敷于面部。然后用温水将医用石膏粉 200 克调成糊状均匀敷在中药膜上,半小时后除去,清洁皮肤。每周治疗 2 次,连续 6 周。

6. 其他治疗

① 粉刺挑除:这是目前粉刺治疗的有效方法之一,但必须同时使用药物治疗,从根本上抑制粉刺的产生和发展。

② 结节/囊肿内糖皮质激素注射:有助于炎症的迅速消除,是治疗较大的结节和囊肿非常有效的方法。

③ 囊肿切开引流:对于非常大的囊肿,切开引流是避免日后皮损机化并形成瘢痕的有效方法。

中医学怎样治疗青春痘

皮肤是五脏的镜子。痘痘的产生主要与五脏六腑关系密切,中国医学研究表明:痤疮虽生长在皮肤表面,但与脏腑功能失调息息相关。面鼻及胸背部属肺,该病常由肺经风热阻于肌肤所致;或因过食肥甘、油腻、辛辣食物,脾胃蕴热,湿热内生,熏蒸于面而成;或因青春之体,血气方刚,阳热上升,与风寒相搏,郁阻肌肤所致。

中医学在临床上将痤疮分:湿热症,内毒血热症、血虚风燥症。具有治疗痤疮功效的中药有:藏红花、丹皮、赤芍、玄参、蝉蜕、连翘、野菊、陈皮、白芷、双花等。中医学对于痤疮的治疗可分为内治法和外治法。

1. 内治法

① 肺热引起痤疮,宜用清泄肺热法:肺热痤疮,多由肺有宿热,复感风邪,遂使肺热不得外泄引起。其症面长丘疹,状如粟米,可挤出白粉色油状物,皮疹以鼻周围为多,也可见于前额,间或有黑头粉刺,且伴口鼻干燥,大便干结,苔黄,舌红,脉数。当用此法:宜用泻白散(桑皮、地骨皮、粳米、甘草)合枇杷清肺饮(人参、枇杷叶、黄连、黄柏、桑皮、甘草)化裁治之。目前,临床上多在它的基础上进行改进,使其治疗效果大大增强,目前多由原方去掉人参,加上黄芩和栀子。全方合用,共同发挥清泄肺胃之热的功效。肺胃热清,脏腑通利,痰湿散结,则粉刺得以消除。

② 血热引起痤疮,宜用凉血清热法:血热痤疮,多由情志内伤,气分郁滞,日久化热,热伏营血所致。其症颜面丘疹以口鼻及两眉间为多,面部潮热明显,妇女尚有月经前后丘疹增多,舌红,脉细数等。当用此法:用凉血五花汤(红花、玫瑰花、鸡冠花、野菊花、凌霄花)合桃红四物汤(桃仁、红花、当归、生地、赤芍、川芎)加减治之,其效颇佳。

③ 胃热引起痤疮,宜用清泻胃肠法:胃热痤疮,多由饮食不节,过食肥甘之物,使肠胃燥结,中焦积热,郁于面部皮肤而致。其症面部丘疹,状如粟米,能挤出白粉样油状物,间有黑头粉刺,以口周为多,也可见于背部与前胸,且常伴有口干口臭,饮食较多,舌燥,喜冷饮,大便秘结,脉沉实有

力等。最宜此法:用清胃散(黄连、升麻、当归、生地、丹皮、石膏)加减治之,甚验。

2. 外治法

① 外涂法:用痤灵酊或 2% 氯霉素三黄洗剂外涂,每日 2 次。

② 中药面膜倒模:痤疮皮损以丘疹、粉刺、脓疱为主者,用消痤灵 1 号散(连翘、白芷、丹参、硫黄、穿心莲、蒲公英)调成糊状倒模;皮损以囊肿、结节、瘢痕和色素沉着为主的用消痤灵 2 号散(白蔹、丹参、僵蚕、蒲公英、冬瓜仁、浙母贝)调成糊状倒模,7 天治疗 1 次。

③ 针灸疗法:常选穴大椎、脾俞、足三里、合谷、三阴交等,平补平泻法,针刺得气后留针 30 分钟,每日 1 次,7 次为 1 个疗程。

④ 耳针疗法:以病人双侧耳部肺穴为主穴,配以神门、交感、内分泌、皮质下穴埋王不留行籽,外用胶布固定,每日按摩上穴 3 次,每次约 10 分钟,10 天为 1 个疗程。

⑤ 耳穴埋针:主穴取肺、膈、内分泌、皮质下,用皮内针埋入穴位处,每日按压 3~5 次。

⑥ 刺血疗法:用三棱针消毒后在耳前、耳后、内分泌、皮质下等穴位速刺出血,隔日 1 次,10 次为 1 个疗程。

⑦ 自血疗法:对一些反复发作的顽固性痤疮,可用自身静脉血 4 毫升抽出后即刻肌注,隔日 1 次,5 次为 1 个疗程。

⑧ 穴位注射:用丹参注射液 2 毫升分别在手三里穴或

足三里穴注射,每穴 1 毫升,隔日 1 次,7 次为 1 个疗程。

3. 饮食生活调理

中医学对于痤疮的治疗除了药物治疗外,饮食生活调理也是不可忽视的重要环节。病人宜少食甜食、脂肪、酒、辛辣等刺激性食物,多食蔬菜(豆芽、青菜、蓬高菜、冬瓜、丝瓜、苦瓜、荸荠)及水果。常饮绿豆汤有清肺热、除湿毒之功效。多食含长纤维的食品,保持大便通畅,对防治痤疮有良效。此外,忌用油脂类、粉类护肤美容化妆品及含激素成分的软膏和霜剂,每日宜用温热水洗脸 2 次,不要用碱性强的肥皂,洗时用力擦去面部脂垢,禁用手指挤捏面部丘疹、粉刺、脓疱,以防遗留瘢痕,保证睡眠充足,调整消化系统功能,这些均有助于痤疮的治愈。

4. 单验方

① 清肺消痤汤:桑白皮 12 克、黄芩 10 克、金银花 15 克、白花蛇舌草 15 克、紫花地丁 20 克、赤芍 10 克、牡丹皮 15 克、生地黄 12 克、白芷 6 克、甘草 6 克。炎症明显者加蒲公英、连翘;皮脂多伴有瘙痒者加栀子、苦参;有结节或囊肿者加红花、夏枯草、土贝母。每日 1 剂,水煎服。

② 加味麻杏甘石汤:麻黄 10 克、杏仁 15 克、生石膏 50 克、甘草 10 克、川芎 15 克、当归 20 克、生地黄 20 克、赤芍 15 克、苍术 20 克、防风 15 克、薏苡仁 30 克。水煎服,隔日 1 剂。

③ 复方丹参汤:丹参 30~60 克、生地黄 30 克、甘草 30 克、土大黄 20 克、川芎 3~15 克。每日 1 剂,水煎服。

④ 蛇胆霜:蝮蛇胆汁0.5毫升加入冷霜500克混匀后,外涂皮损处,每日2次。

5. 中成药

中成药是以中草药为原料,经制剂加工制成各种不同剂型的中药制品,包括丸、散、膏、丹各种剂型。这类药物现成可用、适应急需、存储方便、能随身携带、省去了煎剂煎煮过程、消除了中药煎剂服用时特有的异味和不良刺激等。因此深受工作繁忙的年轻病人的青睐。目前,临床上常用的治疗青春痘的中成药常以清热解毒为主。

① 当归苦参丸:由当归和苦参组成。功效为活血化瘀、清热燥湿。特点是组方简单、作用明确。主要治疗临床表现以结节、囊肿为主的湿瘀互阻型痤疮,但药力较弱,常作为辅助用药。服用方法:每日2次,每次1丸。

② 复方珍珠暗疮片:方中羚羊粉、水牛角粉、珍珠粉、生地、赤芍、元参凉血解毒,生地、元参、北沙参养阴生津,大黄、黄芩、黄柏、金银花、蒲公英清热解毒。特点是解毒凉血作用强,兼有养阴作用。适用于年轻、体质壮实、心火炽盛,面部见潮红、充血、有油腻斑片,及较多炎性丘疹、脓疱的病人,大多用于Ⅲ度痤疮病人。服用方法:每日3次,每次4片。

③ 金花消痤丸:方中黄芩、黄连、黄柏清三焦毒热,而加桔梗、甘草、薄荷清利上焦,酒大黄引热下行,栀子利水清心。主要功效在于清热泻火、解毒消肿。主治肺胃热盛所致丘疹、粉刺、少量脓疱为主,伴有便秘尿黄、口干咽痛的Ⅱ

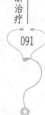

度痤疮病人。服用方法:每日 3 次,每次 4 克。

④ 清热暗疮片:方中穿心莲、牛黄、山豆根、金银花、蒲公英解毒,大黄、栀子通利二便,引热下行,珍珠粉凉血解毒。清热暗疮片与复方珍珠暗疮片相似,主治以脓疱为主要表现的Ⅲ度痤疮。服用方法:每日 3 次,每次 2~4 片,14日为 1 个疗程。

⑤ 通便消痤胶囊:方中大黄、芒硝、枳实攻下热结,肉苁蓉润下燥结,辅以荷叶和胃,青羊参利湿,小红参活血,西洋参益气养阴。主治以大便不通为主,兼见少量暗红丘疹的Ⅰ、Ⅱ度痤疮病人。服用方法:便秘、大便不爽者每次 3~6 粒,每日 2 次,根据大便情况酌情加减药量,以保持大便通畅。

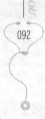

⑥ 消痤丸:方中龙胆草、柴胡、野菊花、夏枯草泻肝火,石膏、黄芩清肺热,玄参、麦冬、石斛养阴,金银花、蒲公英、紫草、大青叶凉血解毒,竹叶、竹茹引热下行,升麻、柴胡引药力上达面部。功效为清热利湿、解毒散结。主治性情急躁、皮脂较多、丘疹脓疱密集的实证,大多为Ⅱ、Ⅲ度痤疮病人。服用方法:每日 3 次,每次 30 丸。

⑦ 功劳去火片:方中黄芩、黄柏、栀子清热泻火解毒,功劳叶解毒、清热、养阴。组方简单,作用缓和。用于治疗中年女性痤疮、以丘疹为主者,大多属Ⅰ、Ⅱ度痤疮;若有潮热、自汗、心烦、失眠等更年期症状者更为适宜。服用方法:每日 3 次,每次 5 片。

⑧ 一清胶囊:成分为大黄、黄芩、黄连。其药力较为平

和,主治胃火上炎引起的面部痤疮。主要适用于胃火炽盛、口周多起红疹、脓疱的痤疮病人。服用方法为每日3次,每次2粒。

⑨ 防风通圣丸:该方重在用大黄、芒硝通腑以泻胃火,滑石、甘草、栀子利尿以泻心火,辅以麻黄、荆芥、防风、薄荷、石膏、黄芩、桔梗、甘草发汗清热以泻肺,当归、赤芍、生地养血和营。用于体质壮实的人,体虚者不适宜,且疗效出现较慢,适用于Ⅰ、Ⅱ度痤疮,治疗过程中需注意保护肺、胃。服用方法:每日2次,每次6克。

⑩ 大黄虫丸:蛰虫、虻虫、蛴螬、水蛭、干漆,配合大黄、桃仁以活血破瘀。主要治疗结节、囊肿型痤疮,疙瘩紫红、增生性皮损久不消退,或者上述类型痤疮炎症消退后遗留暗红萎缩性瘢痕者。服用方法:每日2次,每次3克。

上述中成药按清热解毒力量的强弱可以分为3组:清热力弱的有功劳去火片、一清胶囊;清热力量中等的有通便消痤、金花消痤;清热力强的有消痤丸、珍珠暗疮片、清热暗疮片。可根据具体情况选用其一。

中成药也有其缺点,例如成分组成、药量配比一成不变,不能灵活多变、随症加减。因此,在治疗痤疮时要注意以下几点:a. 根据痤疮的具体症型,辨证用药。b. 切忌为求提高疗效,盲目提高单次用药剂量,过量用药。c. 避免长时间服用同一药物,应根据病情进行调整,不要简单化用药。d. 避免同时应用多种作用近似的药物,重复用药。这几种情况均会导致疗效降低、不良反应增加。

服用中成药的同时,忌烟酒,忌食辛、辣、油、腻等食物。若与西药联用,应与西药错开时间服用。对胃肠有刺激作用的中药,最好在饭后半小时后服用。

痤疮有哪些治疗方案

1. 分型治疗

在前一部分我们已经介绍了各种治疗痤疮的药物和方法,那么如何根据不同的痤疮类型和严重程度进行相应的治疗,从而达到最佳的治疗效果呢? 现在就几型常见痤疮的治疗进行解读。

① 寻常性痤疮:分级治疗。痤疮的分级体现了痤疮的严重程度和皮损的性质,故痤疮的治疗应根据其分级选择相应的治疗药物和手段。无论是按照根据皮损数目进行分级的国际改良分类法,还是按照强调皮损性质的痤疮分级法对痤疮进行分级,其治疗方案的选择基本上是相同的。当然,痤疮的治疗方案并不是一成不变的,应该根据病人的实际情况灵活掌握,充分体现个体化的治疗原则。

I级:一般采用局部治疗。如果仅有粉刺,外用维A酸类制剂是最佳的选择。一些具有角质剥脱、溶解粉刺、抑制皮脂分泌、抗菌等作用的医学护肤品也可作为辅助治疗的方法。局部抗角化药物可用维甲酸类药物,全反式维甲酸霜、达芙文凝胶、阿达帕林、他扎罗汀等。去脂可嘱病人多洗脸,保持皮肤清洁,或用1%克林霉素凝胶,2.5%过氧化苯酰凝胶。

Ⅱ级：通常采用 1 级痤疮的治疗方法，但对炎症性丘疹和脓疱较多，局部治疗效果不佳者可使用口服抗生素治疗。以抗角化、去脂和抗感染。以外用维甲酸和抗生素为主，如达芙文凝胶，或用 1% 克林霉素凝胶，2.5% 过氧化苯酰凝胶。此类痤疮也可采用联合治疗，如口服抗生素联合外用维 A 酸类制剂，或加上蓝光、光动力疗法、果酸疗法等物理疗法。

Ⅲ级：主要为炎性损害，抗感染为主，抗粉刺为辅。口服抗生素加上外用维甲酸。如口服抗生素有四环素类：四环素、多西环素、米诺环素（美满霉素）。大环内酯类：红霉素、罗红霉素等。磺胺类：磺胺甲基异恶唑等。此类病人常需要采用联合治疗的方法，其中系统使用抗生素是其基础治疗的方法之一，且要保证足够的疗程。最常使用的联合疗法是口服抗生素加上外用维甲酸类制剂，也可同时外用过氧苯甲酰。对要求避孕的或有其他妇科指征的女性病人激素疗法的应用也有很好的效果。其他联合治疗方法也可采用（如红蓝光、光动力疗法等），但要注意四环素类和维甲酸药物间的相互作用和配伍禁忌以及光敏感的产生。效果不佳者可单独口服异维 A 酸治疗，也可同时外用过氧苯甲酰。对系统应用抗生素需要 3 个月以上者，加用过氧苯甲酰这类不引起细菌耐药的抗菌制剂很有必要，可防止和减少耐药性的产生。

Ⅳ级：主要损害为结节和（或）囊肿，由于病变炎症较

重,外用药往往难以奏效,因此应以内用药为主并采取联合用药。口服维甲酸是这类病人最有效的治疗方法,可用作一线治疗。对炎症性丘疹和脓疱较多者,也可以先系统应用抗生素和外用过氧苯甲酰联合治疗,待这些皮损明显改善后再改用口服维甲酸治疗余下的囊肿和结节等皮损。也可试用上述第Ⅲ级痤疮所使用的方法和本书中介绍的联合治疗方法。

巩固治疗:无论哪一级痤疮,症状改善后的维持治疗均是非常重要的。各级痤疮经恰当治疗,病情控制好转后,应给予巩固治疗。维持治疗一般单独外用维甲酸类制剂。去脂+抗角化:外用维甲酸类药物,勤洗,保持皮肤清洁,避免刺激性饮食,保持充足的睡眠及愉快的心情。

② 聚合性痤疮:聚合性痤疮的治疗包括局部治疗和系统治疗。

局部治疗包括外用药物,如过氧化苯甲酰、克林霉素凝胶等;针对瘢痕疙瘩,可用去炎舒松加利多卡因进行皮损内注射,可有效缓解;针对囊肿,可先抽出脓液,然后用去炎舒松加庆大霉素注入囊壁内。

系统治疗包括口服抗炎杀菌药,如四环素、琥乙红霉素、罗红霉素等;异维 A 酸口服抗脂溢与瘢痕;对于异维 A 酸有禁忌者可选用抗雄激素药物。女性可选用炔雌醇环丙孕酮片(达英-35),男性可选用丹参酮。

③ 暴发性痤疮:暴发性痤疮起病急,病情凶险。除了局部外用药物和囊肿切开排脓。系统性治疗需要口服泼尼

松 20~30 毫克,每日早晨顿服连续 2 个月,待病情恢复正常后再逐渐递减,避免复发。抗菌治疗以四环素口服 250 毫克,每日 3~4 次,病情缓解后逐渐停药。

④ 新生儿痤疮:新生儿痤疮常好发于面部,通常 1~3 个月自然消退,因此无需治疗。

⑤ 婴儿痤疮:应该检查是否伴有基础疾病,如致男性化肿瘤和先天性肾上腺增生,然后根据病情采取相应治疗。

2. 联合治疗

口服抗生素和外用维甲酸可通过不同的独立的作用途径具有协同作用,这两种方法联合治疗对炎症性损害和粉刺比单用抗生素清除皮损快。同时使用外用维甲酸可以缩短抗生素的治疗时间、增加抗生素的穿透和增加毛囊细胞的更替,从而使更多的抗生素进入皮脂腺单位,并降低耐药的发生率。

联合治疗目前是轻到中度痤疮的标准疗法,联合治疗的优势:a. 抗生素联合外用维甲酸临床疗效显著好于抗生素单独使用。b. 对炎症性损害和粉刺起效更快。c. 联用能针对不同的病理生理因素。d. 局部使用维甲酸能增加抗生素的穿透和加快抗生素的使用。

联合治疗的原则:a. 口服抗生素应与局部外用维甲酸联合应用,能作用于 3 种发病因素。b. 口服抗生素不应与局部抗生素联用(增加细菌耐药而不增加疗效)。c. 过氧苯甲酰或局部用维甲酸与口服抗生素联合使用,可降低耐药的发生率。d. 当需要长时间使用抗生素时应联合外用过

氧苯甲酰。e. 外用维甲酸与过氧苯甲酰联合应用可以每日用一种或两种药物早晚交替用。

3. 维持治疗

在系统应用异维甲酸和系统应用抗生素疗程结束后，在急性期痤疮症状得到改善的情况下（改善率大于90％），应尽可能考虑维持治疗以防复发；因目前所有针对痤疮的治疗方法仅仅是抑制其发病过程，而不是治愈痤疮。因此，有必要在所有的治疗后进行维持治疗。在最初的系统治疗完成后，局部使用维甲酸是维持治疗的主要方法，在伴有炎症性损害时，可考虑联合应用过氧苯甲酰。维持治疗的必要在于：a. 微粉刺是所有痤疮损害的早期病理过程。b. 痤疮清除后微粉刺的形成过程仍然是永久和持续的。c. 避免微粉刺的形成具有预防痤疮的效果。d. 维甲酸的主要作用机制是干预微粉刺的病理过程。维持治疗方案：a. 局部外用维甲酸：维持治疗的主要选择。b. 维持治疗的时间：6～12个月。c. 过氧苯甲酰：与局部维甲酸联合应用可降低抗生素治疗后的耐药性。d. 第二线治疗药物的选择：壬二酸和水杨酸。

治疗痤疮有哪些误区

痤疮发病率高，是一种非常常见的皮肤疾病，在老百姓中常会有许多口口相传的"经验"，各种商家和美容院等机构也常常会给予痤疮病人一些指导。但这其中不乏一些

"误区"。在这些误区的干扰下,常会对痤疮的正确治疗带来不利的影响。

① 运用避孕药治疗痤疮:在一些青年女性中流行服用避孕药治疗痤疮。虽然避孕药在临床中常会应用于一些与性激素水平相关的痤疮治疗,但是其治疗有一定的适应证,在药物服用上也有较为严格的方法。若是随便服用避孕药可能会造成一定的不良反应。因此,痤疮用药应当在医生指导下进行。

② 滥用药物或激素:有些病人朋友出于各种原因,患了青春痘并不到正规医院就诊,而是自行到药店买药或是去一些非专业机构寻求救治。常会由于诊断不明、自行用药、不遵医嘱、用药不当使得痤疮得不到很好的治疗,发生不良反应或严重后果。滥用激素:如皮炎平、皮康王、尤草尔等。激素可以刺激皮脂腺增生,使皮脂腺分泌旺盛,皮肤发生继发性损害。表现为:多毛、易感染、皮肤变薄、色素沉着、血管扩张、激素依赖性皮炎。

③ 挤压可以治疗青春痘:有人认为把痤疮挤出来"排了毒"就好了,还有一些病人总是无法容忍脸上的"小包",一旦长出来就千方百计的挤掉。在我们前述的治疗方法中,的确有挑除粉刺的方法,但是这种治疗必须在正规的医疗机构由专业的人员来完成。自行用所谓的"粉刺针"甚至用手去挤压,不但容易遗留瘢痕,还可能加重感染。

④ 痤疮可以自行消退不需要治疗:痤疮的确有一定的自限性,表现在该病有一定的发病年龄和自然病程。大多

数人发病的高危期是青春期，以后逐渐自行缓解和消退。但是治疗还是需要的，因为：a. 痤疮常常会导致面部的瘢痕形成，治疗困难，会终生存在，非常影响美容和美观。早期、及时和正规的治疗不但能明显缩短病程而且能防止瘢痕的形成。b. 很多的痤疮发病的年龄并不一定是在青春期，相反很多人在30岁以后才发病，而且很多人的病程会持续非常长的时间，不能自行缓解。正规的足疗程的治疗通常能在半年到一年中消除痤疮。

⑤ 痤疮是治不好的，要等到结婚后自行消退：很多病人的青春痘反反复复，持续多年，于是老百姓中也有这样一种说法："青春痘是治不好的，等到结婚后就自然好了。"其实痤疮是一个能够治愈的皮肤疾病，大多数人不但能治愈而且能不再复发，但是必须要有一个正规而足量的疗程。否则痤疮会反复存在，不易消退。由于某些人的痤疮表现出较明显的自限性，发病随着年龄的增长，痤疮逐渐好转消退，痤疮的好转与是否有性经历并无关系。

⑥ 化妆品可以治疗痤疮：化妆品本身是用于皮肤的保健和护理的。国家对化妆品最大的要求是它对皮肤必须是安全的、没有刺激的、能够湿润皮肤和保护皮肤。有些特殊功效的化妆品，在其成分中添加了一些低浓度的药物成分，对轻度痤疮有一定的抑制作用，但是这种作用是非常有限的。由于国家对这类化妆品的验证也主要是监管其安全性，而对疗效并不作严格的审查，通常国家也不允许任何化妆品对其疗效做任何商业性宣传。因此，化妆品对于痤疮

的所谓"疗效"良莠不一，如果将希望寄托于化妆品的使用，可能无法达到满意的效果。

⑦ 痤疮是非常容易治疗的，可以几天见效：随着皮肤美容科学的发展，痤疮的治疗现在比较容易而且疗效较为确切。但是在前面的章节中我们应该也了解到，痤疮的发病机制牵涉到激素水平、功能异常乃至遗传、免疫等各个方面，因此我们应该意识到，即便是非常有效的治疗，也不会在数天内解决所有的问题。通常也要经过数周或月的治疗以后，才能完全治愈。事实上所有的有效药物几乎都能在数日内多少起到一些疗效，无论用药还是专业设备治疗后能在数日内见效或无明显效果只是整个疗程中的必经之路。

⑧ 我的皮肤很油，因此不需要保湿护理：油性皮肤往往是青春痘的好发人群，由于油脂分泌旺盛，这些病人的脸看上去常是"油光满面"。因此，有很多朋友就误认为："我的皮肤已经很油了，所以完全不需要使用保湿产品了。"

其实油和水是两个不同的概念，水分缺失对于各种类型的皮肤都有可能出现。油性皮肤虽然油脂分泌较多，常常掩盖了缺水的状况，但并不代表不需要补充水分。因此，不管什么类型的皮肤，保湿剂的正确使用都是必须的。

经医生诊断治疗后病人
应怎样进行康复

姓名 Name _____ 性别 Sex _____ 年龄 Age _____

住址 Address _____

电话 Tel _____

住院号 Hospitalization Number _____

X 线号 X-ray Number _____

CT 或 MRI 号 CT or MRI Number _____

药物过敏史 History of Drug Allergy _____

患了"青春痘"应如何康复

1. 青春痘病人在饮食上需注意些什么

青春痘就是医学上所说的"痤疮",它是一种毛囊皮脂腺的慢性感染性皮肤病。青春痘是令人非常痛苦的,使得皮肤变得粗糙而难看,并且一旦处理不好,还会留下难以治疗的痤疮瘢痕。前面就已经说过,青春痘症状是轻重有别的,轻微的病人可能只是在皮肤上产生微粉刺,外观影响不是很明显;而对于容易产生炎症性痤疮,尤其是有结节、囊肿等皮疹的病人,就一定要积极治疗,同时还要保持良好而健康的饮食习惯。

最重要的是避免食用高糖食物。高糖食物会使得人体的新陈代谢旺盛,皮脂腺分泌增加,该因素是痤疮发病的重要原因,倘若不能将这个因素控制好,痤疮的治疗就得不到根本的改善。所以病人需要忌食高糖食物,如巧克力、冰激凌、蛋糕、糖果等。

其次,需要禁食高脂类食物。高脂类食物可以产生大量的能量,使得身体的内热增加,这对痤疮的发病有重要的影响。因此,青春痘病人不要食用,如猪油、奶油、肥肉、猪肝,或其它动物内脏的食物。

第三,也要禁食腥发之物。腥发之物可以通过引起过敏而导致疾病加重,常常使得皮脂腺的慢性炎症扩大而难以去除。所以，一些海产品，如海鳗、海虾、海蟹和带鱼等要避免食用；还有羊肉和狗肉等红肉也需要尽量少食用。

第四，少食辛辣食物。这类食物性热，食后容易上火，痤疮病人大多为湿热体质，食用这类食物非但改善不了，还有越演越烈的趋势。

第五，不要给长青春痘的孩子们随便服用补品。目前市面上大多的补品都是热性食物，有的因为工艺特殊，材料特殊，所以容易引起过敏，且热性食物补后容易使人内热增加，更易诱发痤疮。

那么，作为青春痘病人，应该多食用哪些食物呢？这里有几个推荐：

第一，要多食用新鲜的蔬菜水果，一定要补充 B 族维生素、维生素 C 等。尤其是 B 族维生素，它可以帮助蛋白质和脂肪的代谢和吸收，通常摄入的蛋白质越多，B 族维生素的需要量就越大。痤疮病人忌食油炸食物，是因为这些食物经过油炸后，食物中的蛋白质和脂肪没有被破坏，但是维生素 B 却被破坏了，产生内热增加，上火的感觉。所以对青春痘病人，补充维生素 B 时一定要记住这一点。同时，微量元素锌对青春痘也有一定的疗效，富含锌的食物包括牡蛎、蛋类和鱼类。

第二，保持肠道畅通才是最有效，最安全的解决之道。多吃润肠通便，排除肠毒的食物。润肠要"水润"，少采用"油润"食物，因为油性食物会加重皮肤油脂分泌；粗糙，酸碱性强的食物也要少吃。

2. 青春痘病人饮食应怎样调理

痤疮病人大多数有"内热"情况,在饮食上应多选用具有"清凉"去"热"、生津润燥作用的食品,如兔肉、鸭肉、木耳、蘑菇、芹菜、莴笋、丝瓜、苦瓜、西红柿、莲藕、绿豆、梨、山楂、苹果等。宜吃粗纤维食物,如全麦面包、粗粮(玉米等)、笋等,可促进肠胃蠕动,加快代谢。宜吃富含维生素 A 的食物。维生素 A 有益于上皮细胞的增生,能防止毛囊角化,消除粉刺,调节皮肤汗腺功能,减少酸性代谢产物对表皮的侵蚀,如胡萝卜、荠菜、菠菜、动物肝脏等。宜吃富含维生素 B_2 的食物,维生素 B_2 能促进细胞内的生物氧化过程,参与糖、蛋白质和脂肪的代谢。含有维生素 B_2 的食物主要有:瘦肉、乳类、蛋类,绿叶蔬菜等。

痤疮病人忌食甘肥厚味的食物。因此,含油脂丰富的动物肥肉、油煎炸的食物、芝麻、花生及各种含糖高的糕点等最好少吃。忌食辛辣食物。辛辣食物刺激机体,常常导致青春痘复发,这类食物如酒、浓茶、咖啡、大蒜、辣椒等。此外,如狗肉、羊肉、桂圆、鲤鱼等也应少吃。

3. 青春痘的食疗方案推荐

预防和治疗青春痘的食疗药膳历史悠久,民间有许多验方、偏方,用之有效,所以历经千年而不衰。我国古代有关医学书籍中记载有许多治疗青春痘的方剂。中医药膳食疗治疗青春痘的药物有清热凉血、清热解毒、清热燥湿、利水渗湿的作用,用这些药物与食物巧妙地结合,可收到较好疗效。

① 黄芩山栀饮:功效:清肺热,凉血,消肿。对痤疮肿热、血热病人饮用尤佳。

配料:茵陈25克,薏苡仁20克,黄连、生大黄各5克,黄芩、生山栀各15克,白糖30克。

制作:除"生大黄"外,其余药物洗干净,放入炖锅内,加水适量,置火上烧沸,再用文火煮25分钟,加入大黄,煎煮5分钟,停火,过滤,留汁液。在汁液内加入白糖搅匀即成。

用法:每日2次,每次服150克。

② 白果沙参饮:功效:清肺热,泄积热。对痤疮肺、胃积热病人食用尤佳。

配料:白果10克,生石膏、百合、莲子各20克,玉竹9克,沙参、山药、核桃仁各15克,白糖30克。

制作:以上药物(生石膏用纱布包紧扎口)放入瓦锅内,加水适量。瓦锅置武火烧沸,再用文火煎煮25分钟,停火,过滤,留汁液,加入白糖搅匀即成。

用法:每日2次,每次饮150毫升。

③ 玉竹煲猪心:功效:安神宁心,养阴生津,热病伤阴,干咳烦渴,心血不足,惊悸怔忡,心烦不眠。

配料:玉竹参100克,绍酒5克,葱5克,胡椒粉5克,鸡精5克,上汤2 500毫升,猪心50克,姜5克,花椒5克,盐5克,味精5克。

制作:玉竹拣去杂质,切成节,用水焖泡一会儿,放在锅内;猪心洗净,放入沸水汆去血水,加入黄酒、调料去腥味后,捞出将猪心切成薄片。锅置武火上烧沸,煮 20 分钟后,加入猪心片和调料,再用文火将猪心炖至熟烂即可。

④ 山楂荷叶粥:功效:清热,解毒,化积,软坚。对痤疮痰淤凝结型有疗效。

配料:山楂 15 克,荷叶 10 克,粳米 100 克,白糖 30 克。

制作:山楂洗净,切片;荷叶洗净,粳米淘洗干净,去泥沙。粳米、荷叶、山楂同放铝锅内,加水适量,置武火上烧沸,再用文火煮 30 分钟,除去荷叶,加入白糖搅匀即成。

用法:每日 1 次,每次吃粥 150 克。

⑤ 桃仁贝母粥:功效:活血化瘀,消痰软坚。对痤疮痰淤凝结病人食用尤佳。

配料:桃仁 10 克,贝母 12 克,粳米 100 克,白糖 30 克。

制作:桃仁、贝母洗净,打碎;粳米淘洗干净,去泥沙杂质。粳米、贝母、桃仁同放铝锅内,加入水适量,置武火上烧沸,再用文火煮 30 分钟,加入白糖即成。

用法:每日 1 次,每次吃粥 150 克。

⑥ 海带玫瑰花炖白鸭:功效:清热解毒,祛湿消肿。对痤疮病人食用尤佳。

配料:杏仁 10 克,薏苡仁、绿豆各 30 克,玫瑰花 20 克,海带 100 克,白鸭 1 只,料酒 6 毫升,盐、味精各 4 克。

制作:海带漂洗干净,去盐分,切细丝,玫瑰花洗净;杏仁去皮尖,洗净;绿豆、薏苡仁淘洗干净,去泥沙;山鸭宰杀后去毛、内脏及爪。鸭、海带、玫瑰花、绿豆、薏苡仁、杏仁、料酒同放炖锅内,加水适量,置武火上烧沸,再用文火炖煮

35 分钟,加入盐、味精即成。

用法:每日 1 次,每次吃海带、薏苡仁、杏仁、绿豆、鸭肉150 克,喝汤。

⑦ 海带绿豆汤:功效:活血化淤,消除粉刺。

配料:绿豆 30 克,海带 30 克,鱼腥草 15 克,薏苡仁 30克,冰糖适量。

制作:将海带切丝,鱼腥草布包,与绿豆、薏苡仁同放锅中煎煮,至海带烂、绿豆开花时取出鱼腥草。食用前用冰糖调味。

用法:每日食用 1 次,连续食用 20~30 天。

⑧ 绿豆薏苡仁防痤汤:功效:清热止渴,消除皮肤硬结,治疗粉刺、脂溢性皮炎等。

配料:绿豆、薏苡仁各 25 克,山楂 10 克。

制作:洗净,加水 500 克,泡 30 分钟后煮开,滚几分钟后即停火,不要揭盖,焖 15 分钟即可。

用法:当茶饮。每日 3~5 次。

⑨ 海藻粥:功效:除湿,散结,消肿。对痤疮病人食用尤佳。

配料:杏仁 12 克,薏米 20 克,海藻 15 克,粳米 100 克,白糖 30 克。

制作:杏仁去皮尖,洗净,海藻、薏苡仁洗净,去泥沙,粳米淘洗干净。粳米、薏苡仁、海藻、杏仁同放铝锅内,加水适量,置武火上烧沸,再用文火煮 35 分钟,加入白糖即成。

用法:每日 1 次,每次吃粥 150 克。

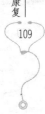

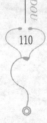

⑩ 芪参蚂蚁饮：功效：补气血，除风湿，祛淤。适用于气血不足及青春痘、面黄、风湿等症。

配料：丹参15克，黄芪、蚂蚁各20克，当归10克，白糖各适量。

制作：黄芪、当归、丹参润透，切薄片；蚂蚁洗净。将黄芪、当归、丹参、蚂蚁放入炖锅内，加水500毫升，置武火上烧沸，再用文火煮35分钟，停火，过滤，去药渣，加入白糖即成。

用法：每日1次，单独食用。

青春痘病人生活应有良好习惯

青春痘的发病多与压力、环境改变、内分泌失调、不良的生活习惯、日夜颠倒的作息时间有关，且好发于下巴、唇角附近的U型区。所以，对于病人来说，一定要注意学习和工作中的劳逸结合，不要长时间的精神紧张，因为过度的精神紧张或焦虑情绪会刺激机体肾上腺素的分泌，而肾上腺素可以刺激雄激素的产生，进而增加了皮肤油脂的分泌，从而产生青春痘。青春痘病人最好能够保证每天有7~8小时的睡眠时间，因为充足的睡眠是修养皮肤最好的方法，既不花钱也很安全，养成好的生活习惯，尽量减少熬夜，避免因为情绪或压力而造成的失眠。睡前不吃刺激性食物，如咖啡、烈性酒、浓茶，可以喝牛奶。睡前适当锻炼，有助于睡眠。

此外,关于青春痘的生活小细节,有几个常见的问题大家应该引起重视:

① 青春痘能挤吗:a. 人的面部有大量的面静脉分布,面静脉收纳面前部软组织的静脉血,且经内眦静脉、眼静脉与颅内海绵窦相通。因此,面部尤其是鼻根至两口角所围成的三角区部位,如果错误挤压使细菌很容易经过上述途径进入颅内,导致颅内感染。另外,由于挤压工具消毒不过关(如手脏等)及无菌观念差,均可导致细菌刺激,从而加重青春痘甚至引发新的感染性疾病。b. 现代医学认为毛囊内寄生的细菌,是痤疮丙酸杆菌是发病的一个重要因素。痤疮丙酸杆菌能产生蛋白酸、透明质酸和一些趋化因子,诱生抗体及激活补体引起毛囊的炎症,并在毛囊漏斗部角化增强而形成粉刺。皮脂腺分泌亢进,导致皮脂排泄不畅,又使痤疮丙酸杆菌和部分革兰阳性需氧球菌如葡萄球菌繁殖,从而引起炎性丘疹、脓疱。

所以,青春痘的治疗除了正确治疗和护养以外,红肿发炎期间千万不要自己去挤。大多数情况严重的痘痕都跟当初自己随意挤压有关。未经消毒的皮肤和手指器械、不专业的手法、不正确的判断痘痘的程度,很容易在挤压痘痘的时候伤及真皮层,留下较大遗憾。

② 抽烟对青春痘有影响吗:研究发现,吸烟容易导致青春痘,并加重青春痘的病情。德国研究人员从一项研究中得出结论,主动吸烟者的青春痘发病率 42.5%,而非

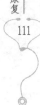

吸烟者只有25.2％。这一结论提示,主动吸烟者青春痘的发病率明显比非吸烟者高。专家们还发现,青春痘的发病率和每天的吸烟数量存在着一定的线性关系,青春痘的严重程度和每天的吸烟量之间也存在明显的比例关系。如果你好想早日摆脱痘痘的烦恼,那么就该坚决地和香烟说"拜拜"。

③ 青春痘的面部清洁有何要求:洗脸对于大家来说,是日常生活中最为简单的一种清洁方式了,似乎每个人都对洗脸再熟悉不过了。但是,如何正确的洗脸对于青春痘病人非常重要,而有很多人可能并没用正确的掌握其方法。

首先,在洗脸之前,用热毛巾的蒸汽敷脸,使面部的毛孔彻底敞开。再将洗面奶放在掌心,加少量温水充分揉搓起泡,然后用示指和中指的指腹在面部画圈旋转泡沫,同时轻柔按摩。按摩的顺序从额头开始,沿太阳穴、眉、鼻、脸颊、嘴的四周、下巴、颈部,持续 1 分钟左右,最后用温水冲洗干净。

每日洗脸的次数以早晚 2 次为宜,根据情况可增加到 3~4 次。有些病人朋友感觉面部比较"油",便频繁的洗脸来达到"清洁去油"的目的。殊不知过多过勤洗脸对青春痘的治疗也是不利的。一来洗面奶中的某些化学成分的过度使用会刺激油脂的分泌,二来洗脸次数增多,皮肤表面的油脂减少,也会促进机体分泌更多的油脂。因此,洗脸适量即可,过犹不及。

化妆品与青春痘的关系

目前市面上有很多类型或品牌的祛痘护肤品,但是对于青春痘病人来说,关键是要找到安全性高,且对祛痘有帮助的护肤品。在痤疮治疗的指南中,护肤品对痤疮具有明确的辅助治疗功效也已经写进去了。我们在门诊病人的沟通中,也常常会对病人的护肤习惯进行相应的指导和推荐。

① 青春痘病人化妆品的正确选用:第一,使用温和的无刺激的洗面奶,保持皮肤的清洁。青春痘的发病就是因为皮脂腺分泌增多、毛囊口堵塞和痤疮丙酸杆菌感染而引起。所以,对于青春痘来说,保持皮肤的清洁是预防疾病发展的重要环节。选择合适的洗面奶对青春痘有重要的作用,而不合理的护理反而会加重青春痘的症状。

洗面奶一定要温和无刺激。因为对于青春痘病人来说,他们面部皮肤因为有皮疹,所以会伴随一定的皮肤屏障功能损害的表现,如脱屑,干燥,红斑等等。如果洗面奶中的表面活性剂过于刺激,反而会进一步破坏病人面部的屏障功能,屏障的损伤也会反过来进一步加重青春痘的症状,这就出现了一个恶性循环。现在的洗面奶中,很多产品添加了相应的保湿成分,感觉就是洗好脸之后,脸上感觉滑滑的。其实这就是在清洁皮肤的同时给予皮肤有效的保湿,这种洗面奶就尤其适合那些有囊肿有结节的青春痘病人。而对于那种碱性比较重的肥皂和含有磨砂粒的洗面奶,对痤疮病人就不合适了。

还有就是一些小细节了:比如说洗脸不要用很烫的水,最好是和体温差不多的水进行清洁,洗好后用稍微冷一点的水再洗一次,这样保证了皮肤毛孔在扩张后的收缩;还有就是选择相对比较柔软的毛巾,过粗过硬的毛巾对皮肤都有损伤作用。最后值得一提的是:千万不要用手或手指甲去挤、掐、挖粉刺或痘痘,这样不仅会引起继发感染,还会在皮肤上形成脓疱或痤疮瘢痕,轻者会有色素沉着等。临床上我们就看到很多"人为性痤疮",就是这样形成的。

第二,不要忽略面部皮肤的保湿。很多痤疮病人认为自己是油性皮肤,就不需要保湿了,其实这是个误区。近来越来越多的研究证实,痤疮的产生虽然和皮脂的分泌增多有关系,但是皮肤屏障功能的损伤也是其发病的重要原因。可能传统的概念认为,保湿一定是用厚重的霜剂,其实对于油性皮肤的保湿,更推崇使用质地轻薄的乳液保湿,因为这样即保证了皮肤屏障功能的维持,也没有额外增加皮肤的油脂含量。

还有一点强调的是:青春痘在治疗的过程中,尤其是使用局部的外用药物时,可能会出现一些一过性皮肤刺激症状,如干燥、脱屑等。这时候,就非常需要联合使用面部的保湿产品,纠正面部脱屑干燥的刺激症状,为进一步的使用药物提供可能。

第三,避免过度日晒,并使用防晒产品:痤疮在很多因素下,会出现皮疹的爆发,如夏季后痤疮的爆发就是因为过度的日晒引起的。因此,痤疮病人一定要做好防晒功课。物理性防光,如戴宽边帽子、太阳镜等,尽量避免在早上十点到下午两点的时候外出;比较方便的方法就是选择遮光剂,如防晒霜或粉底液。或许,你要说了,啊,我有青春痘是不能用这些的,他们会堵塞我的毛孔,并且感觉油腻得很,痘痘反而会加重的!其实不然。我们曾经进行过相关的研究,对于轻中度痤疮病人,让他们使用粉底液进行处理,并指导他们科学使用,结果是粉底对轻中度痤疮没有任何的负面影响。由此可见,这种类别的产品使用还是需要选择合适自己的,并且配合科学的洗脸方法,当然不会有坏处了。

② 皮肤分型与皮肤护理:现代女性越来越关注对肌肤的保养和护理,毋庸置疑的是,我们首先应该对自己的皮肤类型有一个正确的评价,才能有的放矢地进行相应的保养和护理。那么,健康的皮肤应该分为几型呢?我们又该如何来判断自己的皮肤类型呢?

在美容皮肤学上,可以从不同的角度将皮肤划分为不同的类型,如根据种族可将皮肤分为高加索人皮肤、蒙古族人皮肤和非洲黑人皮肤等 3 种皮肤类型;根据个体的对日晒反应又可分为 I～Ⅵ型皮肤等。在此,我们介绍一种最常用的,也是和日常肌肤护理关系最为密切的"皮肤生物物理状态分类法"。这种分类方法是依据在不同部位皮肤油脂分布情况和表皮含水量来对皮肤类型进行划分,也就是我们常说的"油性皮肤"、"干性皮肤"等。

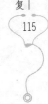

油性皮肤，顾名思义，也就是皮脂分泌过多，皮肤油光发亮。这种皮肤看起来比较粗糙，毛孔也比较粗大，并且容易长痤疮和粉刺，也就是青春痘。油性皮肤的朋友应注意面部清洁，在前一部分我们已经介绍了正确的洗脸的方法；清洁面部后用具有收敛作用的化妆水收缩毛孔，护肤品选用油分较少的乳液等。

干性皮肤则与油性皮肤相反，皮肤缺乏水分和油分，因而皮肤干燥，弹性较差，缺少光泽，粗糙，毛孔细小。由于缺少滋润，皮肤较易衰老，产生皱纹。干性皮肤的人应该格外注意皮肤的保湿，选用高质量的乳膏状保湿剂；也可以根据皮肤的状况使用含有维生素 A、维甲酸、维生素 E 的美容液。同时干性皮肤的人应该特别注意口周、眼周容易出现皱纹，及时使用局部护肤品。

中性皮肤的水分和油脂分泌都比较适中，是较为理想的皮肤状态。这种皮肤看上去比较细腻、光洁，毛孔不太明显。不同的季节会有所不同，夏天偏油性，冬天偏干性。因此应根据不同季节的肌肤需要选择相应的护理方式，夏天注意防晒控油，冬季注意防干燥保湿。

还有一种混合性皮肤，经常会听见有人说混合性皮肤就是"油性和干性皮肤混合"，这种说法不太准确。混合性皮肤是指面颊部皮肤皮脂和水分含量都比较适中，但"T"型部位（额头、鼻子、下巴）较油，因此鼻翼两侧毛孔粗大，纹理粗，易生粉刺，而颊部皮肤则细腻光滑。因此理想的护理方法是根据不同的皮肤部位选择相应的护理方法。

根据以上的介绍,大家应该对自己的皮肤类型有了一个较为明确的判断了吧? 如果还是不确定的话,这里介绍一种简单实用的方法——纸巾测试法。临睡前把脸洗净,用毛巾将脸上的水吸干,不要涂抹任何护肤品上床。第二天醒来,用一张薄薄的面巾纸擦拭面部的各个部位。先擦拭额头,再鼻翼两侧,然后下巴和两颊。如纸上油得透明或有油渍,表明你是油性皮肤;如擦过的纸都很干净,并且感觉面部紧绷,为干性皮肤;若纸上无特别油渍,脸被擦拭前后变化不大,为中性皮肤;若额头、鼻子、下巴油渍较多,而面部油渍很少,为混合性皮肤。

正确的护肤,从了解自己的皮肤开始。相信对自己的皮肤类型有了一个正确的评价后,能够对大家日常的皮肤保养提供一个良好的定位和指导。

怎样预防青春痘

1. 远离青春痘

如何远离青春痘,首先就要弄清楚其发病的几个重要原因,从疾病的根源入手,才能做到预防青春痘。

① 养成科学合理的生活习惯:经常熬夜非常容易诱发青春痘。因为睡得不好,人的皮肤油脂会分泌得更多,因而青春痘也长得更多,脸色也会灰沉沉的。最好能保证每天有7~8小时的优质睡眠,因为睡眠是不花钱的最好美容方法,这样才会使人精神焕发。

② 培养好的饮食习惯：青春痘与饮食有很大的关系。随着人们生活水平的提高，食物结构中动物性脂肪、蛋白质的比例大幅增长。由于动物性脂肪及其加工品或奶油、油炸食品等食物会促进皮脂腺旺盛地分泌皮脂，促使青春痘生长及恶化。另外，香、辣、刺激的调味品及乙醇也有促进微血管扩张的效果，因而刺激皮脂分泌过剩，使皮肤长出青春痘。甜食也是诱发青春痘的主要因素。多吃新鲜蔬菜、水果，并补充维生素 C、维生素 E 和微量元素锌，注意饮食卫生，保持消化道功能正常，保持大便的通畅。

③ 性格开朗，不要有过多的工作压力：心理上经常处于紧张的状态，因为精神紧张本身会自己机体肾上腺素的分泌，而肾上腺素会刺激雄激素的产生，进而刺激油脂的分泌，即便是烦躁情绪也同样会使油脂分泌增加，所以心情不愉快犹如落井下石，青春痘会因此长得更多。所以一定要保持开朗愉快的心情，减少情绪激动或心理压力，以免使得痘痘增加或恶化。

④ 尽量避免环境因素的刺激：空气污染、水污染都有可能造成青春痘，如氯痤疮的发病就是环境因素引起的。还有就是职业因素引起的职业性痤疮，现在也很多见。随着汽车的普及，汽车尾气的污染不断加剧，造成空气中的污染元素增加。电脑静电也容易造成空气中悬浮物附着在人的皮肤上，在人的皮肤上尤其是面部造成痤疮。因此，在这种情况下，建立科学的痤疮护肤习惯就显得尤其重要。

⑤ 保持体内内分泌激素水平的正常：不良的生活习

惯、工作压力过大,都会影响内分泌激素水平,从而造成痤疮。因此,遇到特别顽固的痤疮,需要先排除一下是否是因为体内内分泌激素水平的异常导致的疾病,此时就需要外病内治了。

⑥ 如果有遗传体质的病人,就更应该早做预防工作。长青春痘也有遗传基因方面的因素。若双亲有这类烦恼,儿女很有可能会继承这种体质。所以,上述的注意事项需要早期就预防起来了。

⑦ 适当补充锌元素,对治疗青春痘有很大益处。锌是人体必需微量元素之一。据专家分析,现在已知有80多种酶的活性与锌有关。调节体内能量、蛋白质、核酸和激素的合成代谢,锌在组织呼吸及机体代谢中占有重要地位。锌元素能够防治毛囊角化,促进上皮组织提高修复能力。同时,锌元素还有助于增强机体免疫防御功能,抑制和杀灭局部病原微生物。缺锌可致组织内维生素 A 不足,影响皮肤上皮细胞正常分化。

2. 预防瘢痕的形成

青春痘经过治疗,终于消退了,可是苦恼的事情又来了,留下了难看的瘢痕。对于青春痘瘢痕疙瘩的预防,也有几点注意事项。

① 少吃甜食及高脂肪食物,油炸食品、辛辣性食物都要少吃,不要抽烟喝酒,多吃一些凉性蔬果。

② 保持面部清洁,尽量避免取搔抓痤疮防感染,可以使用加盐温水硫黄皂等洗浴,以除油脂。

③ 瘢痕体质痤疮病人一定不要搔抓患部,防止损伤真皮和皮下组织,而使结缔组织异常增生形成痤疮型瘢痕疙瘩。

④ 若痤疮已形成瘢痕疙瘩,不可用冷冻、激光、手术或激素封闭的方法治疗,否则将会产生病情的进一步恶化。激素的不良反应很大,且会使病情加重,而痤疮又将成为瘢痕疙瘩的导火线,如此形成恶性循环。

3. 如何避免职业性痤疮

职业性痤疮是指在生产劳动中接触矿物油类或某些卤代烃类引起的皮肤毛囊、皮脂腺系统的慢性炎症损害。由煤焦油、页岩油、天然石油及其高沸点分馏产品与沥青等引起的称为油痤疮;由某些卤代芳烃、多氯酚及聚氯乙烯热解物等引起的称为氯痤疮。

油的刺激性与其化学结构的碳链有关,碳链长、沸点高、刺激性大。如柴油较其他油类的刺激性大,煤焦油、沥青较石油刺激性大,原油刺激性小。其次是油中尘埃、铁屑等机械性阻塞,并继发细菌感染。本身患有脂溢性皮炎或寻常性痤疮者都更易引起该病或加重该病。

需与寻常性痤疮鉴别:

① 该病不受年龄限制,寻常性痤疮好发于青春期。

② 该病多发于四肢伸侧、手背及面部,寻常性痤疮发生在皮脂腺发达区。

③ 损害较一致,有明显的毛囊角化。

职业性痤疮一般不影响劳动能力,在加强防护的情况下,可继续从事原工作。合并多发性毛囊炎、多发性囊肿及聚合型痤疮治疗无效者,可考虑调换工作,避免接触致病物。就业前应做皮肤科检查并详细记录,定期体检应每1～2年进行一次,注意有无痤疮样皮损发生,并应鉴别是否与职业有关。皮脂溢出明显或有严重寻常痤疮病人,不宜从事接触焦油、沥青、高沸点馏分的矿物油、多氯苯、多氯萘、多氯酚及某些溴代芳烃化合物的工作。

经治疗后青春痘病人应怎样康复

1. 青春痘经脉冲激光治疗后的护理

① 注意保湿:激光通过光热反应,引起皮脂腺的热损伤,致皮脂腺萎缩,皮脂分泌减少。同时部分能量散射人皮肤,致皮肤表面的水分大量蒸发。治疗后为保持皮肤的湿润舒适,应选用不含乙醇成分的水质润肤露来缓解皮肤的干燥。避免使用粉质和油质的化妆品,以免造成毛孔堵塞,加重局部炎症反应。

② 防晒:激光照射后,皮肤对日光的敏感度增加,当病人皮肤长时间暴露于阳光之下时,皮肤会有灼痛感或出现日晒斑。因此,应该了解一天中日照时间与紫外线强度的变化,外出时避免阳光暴晒,尤其是正午时。可采用戴遮阳帽、涂防晒霜等方法来保护皮肤。治疗期间嘱病人避免日光浴及其他光介质疗法。

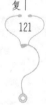

③ 抗感染:激光照射后 12~48 小时,聚集于皮肤表面的各种脓疱型丘疹逐渐干燥萎缩,分泌物减少并留有淡黄色结痂。痂皮一般于 7~10 天时自行脱落。局部痂皮过于厚重时,可在医生指导下用生理盐水加庆大霉素配成湿敷液进行湿敷,以祛除皮肤表面的渗液及痂皮。并注意使用正确的方法清洁面部,避免用手挤压新皮疹,以防继发感染。

④ 饮食调整:应注意逐步建立健康的饮食习惯:如少食糖果甜食,不食多脂及辛辣刺激的食物,忌烟酒,多吃新鲜的蔬菜和水果,多饮水,少喝碳酸类饮料。

2. 青春痘经光子嫩肤术后应怎样护理

光子嫩肤术其功能是消除/减淡皮肤各种色素斑、增强皮肤弹性,消除细小皱纹、改善面部毛细血管扩张、改善面部毛孔粗大和皮肤粗糙,也能改善发黄的皮肤色彩等。

① 光子嫩肤治疗期的皮肤很敏感,这时尤其要注意防晒,医生建议尽量不要在最热最晒的时段(上午 10 点到下午 2 点)出门。如果非要出门不可,一定要使用防晒系数为SPF25(指数过高对皮肤伤害太大,指数过低达不到防晒的要求)的防晒霜,早上出门前涂 1 次,中午补 1 次,户外活动时每 2~3 小时补 1 次。

② 每天准备两块干净毛巾,用水打湿后叠整齐,用干净的食品包装袋包起来,放入冰箱冷冻室(至少放 4 个小时),每次外出回家先把毛巾从冰箱里拿出来放着,然后用冷水和中性洁面乳清洁面部,拍爽肤水。这时,毛巾已变

软,再把变软的毛巾敷在脸上,可以镇静皮肤。

③ 做完光子嫩肤后的一天最好不要化妆,尤其是当治疗区轻微发红,说明皮肤正在进行自身修复,这时更是不能化妆,也不能摩擦治疗区。

④ 光子嫩肤后 14 天实用护理:A. 第 1~3 天减轻疼痛等待结痂:做完光子嫩肤后会带来不同程度的红肿、疼痛、组织液渗出,这个时间大约是在术后 24~72 小时之内。如果不幸创口发炎了或者有血水渗出,不要急着擦任何东西,就让它那样吧,情况严重请及时就医。生活规律,注意休息,能有利于创口愈合。

B. 第 4~6 天舒缓干痒降低紧绷:在头 3 天的疼痛感之后,进入了第二阶段的考验,那就是开始结痂的干痒。解除干痒的唯一方法就是让创口变得湿润一点,但是一定不要擦乳霜,因为乳化剂容易延长创口的愈合时间,而应该选择水性的东西。比如,喷雾、晒后使用修复啫喱、高度敏感皮肤使用保湿产品等。多涂一点无妨,不断补涂,痒起来就涂,不要用手去挠。

等到第 6 天的时候,创口如果已经基本全结痂了,那么可以用很少的洁面乳,轻柔地洗脸,但是一定要用乳液状或者啫喱状的洁面产品,会更加温和。洗后涂上水性的乳液,含微量油质,让皮肤的紧绷感降低一些。

C. 第 7~14 天初步清洁高效保湿:光子嫩肤后,会有 1 周的时间无法清洁皮肤,所以肤质变差是很正常的,别担心。等到第 7 天之后,最重要的保养就是清洁和深度保湿。

在此期间,可以选择深层清洁的方法是做膏状的保湿面膜,因为它会将死皮润湿,在清洁过程中自然脱落,千万不要去拉扯创口或者挤抠结痂。做完了膏状的保湿面膜,再做敷膜的保湿面膜,可以大大降低脸部的不适感觉。

3. 皮肤磨削术后的护理

① 术后 7 天之内尽量避免手术部位沾水。

② 保证手术部位清洁,防止感染。如果伤口上有血痂或分泌物,可用无菌盐水擦拭。

③ 手术后可对局部伤口加压包扎或用冰袋冷敷,但压力不宜大,以免损伤眼睛。术后一旦发生出血不止和严重血肿,应及时到医院复诊。

④ 术后应有安静舒适的环境休养。术后 2 周内不要看电视、报纸,卧床休息时最好半卧位(把枕头垫高),以免眼睛过度疲劳或头部位置过低而加重伤口肿胀。

⑤ 手术当日伤口会有些疼痛,但随着时间的推移会逐渐减轻。病人不要急于吃去痛片,因为阿司匹林类药物会加重伤口出血。

⑥ 避免进食刺激性食物,如辣椒等。

⑦ 严格遵守医生嘱咐服药及复诊。

4. 蓝光治疗后的护理

① 蓝光治疗后皮损的护理:应避免触摸和挑破痤疮,以免造成感染,引起疼痛与形成瘢痕;避免使用光敏感性药物;用非刺激性的抗痤疮清洁液进行清洗,每日 2 次;感染性皮损可用温和的外用抗菌药物涂擦,如红霉素软膏,每日

2 次。

② 蓝光治疗后的康复指导:a. 缓解压力:精神因素是痤疮发生的重要诱因。康复期间应注意休息,每天保持精神愉快,多听一些优雅的音乐,经常锻炼身体等方式来消除精神紧张,缓解压力。b. 正确洁肤:首先勿涂浓脂厚粉,避免刺激毛孔;其次是洁肤,可以缓解皮肤的刺激,用温开水、中性肥皂和松软的毛巾洗脸,每日 2 次。c. 皮肤修复:避免过度刺激皮肤,勿用磨砂膏和收敛水;应尽量减少日晒,建议在皮肤保护计划中详细列出一天中,日照时间与紫外线强度的对照表,外出时避免强光,宜采用戴遮阳帽、涂防晒霜等办法保护皮肤。蓝光治疗后,建议病人使用有抑制炎症、补水效果的面膜,以缓解皮肤的干燥与脱屑。例如含有疗养泥土、药粉和各种青草萃取的面膜,使用起来较为舒适。不建议使用强烈去油的面膜,因为使用后若水分和热量流通受阻,容易出现发炎的现象。d. 防止感染:正确洁肤与处理成熟的痤疮。使用痤疮针去除皮损时,应由专业人员操作,必须事先加热消毒,放在 100℃沸水中约 5 分钟,取出冷却 5 分钟,再放入 75% 的乙醇中消毒 10 分钟。用针刺破有脓的患处,无菌纱布轻轻挤压排脓,然后外用少许红霉素软膏涂擦,预防感染和瘢痕形成。

5. 果酸换肤术治疗前后的护理

在果酸换肤术治疗前:应与您的治疗医生进行沟通,预约治疗时间,了解相关的注意事项。在治疗前应尽量避免日光暴晒,若实在不能避免,需要在日晒前与日晒中使用防

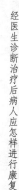

晒产品（SPF15~SPF20,PA＋＋）。在治疗前一周,应停止以下行为:脸部美容、烫发和染发、用刀片刮毛和脱毛,在面部使用磨砂膏、维甲酸产品。在接受治疗当天,请先将脸部洗干净,勿化妆、刮脸与使用香水或古龙水等。

果酸换肤术治疗后须知:接受治疗后,您的皮肤约需1周的时间才能恢复正常。在复原期间,可能会发生以下症状:轻微刺痛、瘙痒、灼热感、紧绷感、脱屑与轻微的结痂。这些症状通常会在1周内逐渐消失并恢复正常,若有肿胀可在24小时内冰敷。并请注意以下事项:

① 治疗后每天使用医生开的外用药涂抹,早晚各1次,3~5天,直到皮肤恢复正常。

② 轻柔清洗面部,勿用海绵或毛巾用力擦拭,以免刺激治疗部位。

③ 避免日晒,若需外出,需使用防晒用品（SPF15~SPF20,PA＋＋）,防止紫外线损伤及产生色素沉着。

④ 为避免产生瘢痕,切勿用刀片刮毛、剥除结痂或搔抓皮肤、敷脸等。

⑤ 在皮肤恢复正常状况前,勿使用平常使用的保养品、化妆品。

⑥ 若有异常不适,应及时就医,勿自行处理。

6. 激光术后化妆品的选择

经激光治疗后,皮肤可能会出现不同程度的红斑、水肿、出血、渗出等情况,之后还可能出现结痂、色素沉着或色素减退。病人在激光术后常常更希望使用适宜的化妆品,以便改善这些情况，或帮助皮肤恢复。那么，该怎样进行选择呢？

对于无创性激光治疗后出现的轻微刺痛、红斑、水肿等反应，可以选择较为温和、安全的皮肤清洁产品与有保湿功效的护肤品，但应避免选用有角质剥脱作用的产品，以便减少对皮肤的刺激。对激光术后皮肤有创面者，应尽早选用一些促进创面愈合的护肤品，如含有表皮生长因子、胶原蛋白等成分的无菌性产品，以尽快恢复皮肤的屏障功能。

激光术后要暂停含有果酸、水杨酸、高浓度左旋维生素 C 与维生素 A 等成分的产品，以免加重原有皮肤的损伤。此外，具有促进皮肤新陈代谢与促进血液循环功效的护肤品也应暂停使用，以免加重皮肤红斑、水肿。洗脸时建议使用冷水，对于磨削术后的皮肤，可暂不洗脸，用舒缓喷雾或用无菌棉棒蘸取少量生理盐水清洁面部。

在光子嫩肤等治疗后初期，皮肤对阳光更为敏感，经紫外线照射后可造成色素沉着和光老化。因此，激光术后应避免日晒，同时可选用温和、安全的医用防晒剂进行防护。在损伤恢复期，仅用物理方法常常难以达到阻挡紫外线的效果，可适当选用安全有效的防晒产品。对于化学防晒剂不能耐受者，可选用物理防晒剂，以减少过敏和光毒性反应。

青春痘
与皮肤美容

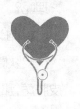

姓名 Name _____ 性别 Sex ____ 年龄 Age _____

住址 Address _____

电话 Tel _____

住院号 Hospitalization Number _____

X 线号 X-ray Number _____

CT 或 MRI 号 CT or MRI Number _____

药物过敏史 History of Drug Allergy _____

青春痘与化妆品

人人都希望拥有健康美丽的皮肤,相信青春痘病人朋友对此更加渴望。那么,什么样的皮肤才是健康的皮肤?患了青春痘可以选用哪些化妆品? 我们又该怎样进行皮肤护理呢?

1. 何谓皮肤健康美

皮肤健康,首先应该没有皮肤疾病,若面部有青春痘等皮肤病,那当然不能算是健康了。我们通常从以下几个方面来衡量皮肤的健康:

① 皮肤颜色:我们亚洲人为黄色人种,白里透红是理想的皮肤颜色。有肝胆疾病者皮肤可呈黄色或橘黄色,贫血病人皮肤颜色苍白,某些慢性疾病会使皮肤晦暗。另外,不良的生活习惯和精神神经因素也会影响皮肤的颜色。

② 皮肤光泽度:皮肤质地柔软、细腻有光泽,是皮肤年轻有活力的表现。

③ 皮肤纹理:皮肤表面纹理越细、越表浅,皮肤则越光滑。婴儿的皮肤最为完美,而随着年龄的增长和环境的影响,逐渐在眼角、额部、鼻唇沟等处出现细纹和皱纹。

④ 皮肤弹性:皮肤表面平整,不粗糙,皮肤没有松弛现象,弹性好,按压后平复快。

⑤ 皮肤湿润度:皮肤润泽,不干燥,不起皮屑,舒展而有光泽。

2. 控油抗痤疮类化妆品原料

2009年10月1日起,国家质检总局出台的《化妆品标识管理规定》正式实施,明确规定化妆品销售包装上应真实地标注化妆品全部成分的名称,并按加入量的顺序列出,同时,其成分标注也必须更加规范,如目前使用较多的"美白因子"、"植物精华"等词语将被取代。让我们高兴的是:终于可以知道自己每天往脸上涂的东西究竟是什么。但是,也让我们产生了更多疑惑,这些陌生的化学名词究竟是什么? 有哪些作用? 实际上很多消费者根本看不懂这些专业名词,所以还是和以前一样,根据"美白精华"之类比较"形象"的成分说明来选择化妆品。

怎样看化妆品的成分,的确是门学问。为了解答大家的疑惑,在选择痤疮类化妆品时"有的放矢",现对控油抗痤疮化妆品的常用原料作一简单介绍:

① 表面活性剂:表面活性剂有乳化、分散、渗透、湿润、抗沉淀、发泡、增稠、杀菌等作用,在去除皮肤表面油脂中起着非常重要的作用。洗面奶中通常会加入表面活性剂。

十二烷基硫酸钠(SLS)和月桂醇聚醚硫酸酯钠(SLES)是去脂力很强的表面活性剂,清洁力也超强,属于刺激性较大的表面活性剂。因此,不建议敏感皮肤以及干性皮肤长期使用。

咪唑啉、椰油酰胺基丙基甜菜碱和氨基酸类,均属温和的清洁用表面活性剂,是配制高档洗面产品不可缺少的组分。

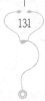

② 皮脂抑制剂：a. 锌：锌元素能维持上皮细胞的正常功能，调节上皮细胞的增生，维持表皮的正常修复，并且有杀菌作用。目前，常用的锌制剂有硫酸锌、葡萄糖酸锌、甘草酸锌、吡啶硫酮锌。b. 维生素类：维生素 B_6 有抗粉刺、减少油脂分泌的作用，维生素 B_6 改性成吡多素三棕榈酸酯的形式用于化妆品，可减少皮肤油脂。维生素 H 又称生物素，可改善皮肤新陈代谢，防治皮肤粗糙，预防脂溢性皮炎和痤疮。c. 硫黄：是一种传统的皮肤外用制剂，能去除皮肤表面多余的油脂、溶解角质栓，同时有杀灭螨虫、细菌、真菌的作用。常被制成洗剂、霜剂和软膏等用于痤疮。d. 丹参酮：是一种丹参提取物，可直接抑制皮脂腺细胞，从而达到抑制皮脂分泌的作用。

③ 角质溶解剂：又称为角质松解剂，可吸收皮肤表层水分，软化角质内角素，促使角质层剥离脱落。a. 维甲酸衍生物：维甲酸是一种强效的角质溶解剂，能够促进角质细胞正常角化、抑制过度角化，因此对白头和黑头粉刺有效。视黄醛是维甲酸的前体，能直接抑制痤疮丙酸杆菌，还可以溶解角质栓，减少皮脂分泌，对于各种痤疮皮损都有较好的效果。b. 过氧化苯甲酰：是一种强力的氧化剂，同时具有杀菌、消炎、角质溶解和轻微的抑制皮脂分泌的作用。c. α-羟基酸（AHA）：包括羟基乙酸、乳酸、柠檬酸、苹果酸、苯乙醇酸和酒石酸，多数存在于水果（柠檬、苹果、葡萄等）中，俗称为果酸。高浓度 AHA 可用于表皮的化学剥脱，而低浓度 AHA 能使活性表皮增厚，同时能降低表皮角化细胞的粘

连性和增加真皮黏多糖、透明质酸的含量,使胶原形成增加,在降低皮肤皱纹的同时,增加皮肤的光滑性和坚韧度,从而改善光老化引起皮肤衰老的表现。d. β-羟基酸(BHA):主要从天然生长植物,如柳树皮、冬青叶和桦树皮中萃取出来,是脂溶性新一代果酸,比传统的水溶性果酸与皮肤有更强的亲和力和渗透力,有缓释作用,可溶解毛囊口的角化物质,使毛孔缩小。其中水杨酸是目前应用非常广泛的一种,不仅可溶解角质栓,还有弱的抗炎作用。e. 壬二酸(AZA):是一种天然存在的饱和直链二羧酸,有角质溶解的作用,长期使用可达到与过氧化苯甲酰类似的效果,但其耐受性却优于前者。

④ 抗菌、抗炎成分:a. 辣椒素:是从辣椒等叶子和果实中提取的天然活性物质,有抗炎、抗菌、抗角化、促进脂质分解代谢等作用,因此也常用于痤疮的治疗。b. 茶树油:是一种有着生物活力的植物油,具有抗菌、抗炎作用,对于轻至中度的痤疮均有一定的疗效。c. 蜂胶:是蜜蜂从各种树木的幼芽和皮层上采集的树脂,混入其分泌物和蜂蜡等加工而成,具有抗菌、消炎、促进组织再生等多种功效。d. 丁香、迷迭香:均有抗细菌和真菌的作用,其精油常用于化妆品。这两种精油混合使用可有协同作用。e. 金缕梅提取物:是从金缕梅休眠的小枝进行蒸馏得到的无色液体,有收敛和抗炎的作用。

3. 青春痘病人化妆品的选用

随着美容业的日益发展,化妆品的使用已经深入人心,

尤其是对于青年朋友,化妆品已经成为日常生活中不可或缺的一部分。对于青春痘病人,合理地使用化妆品可以减轻症状、缓解不适,有些化妆品还含有一定的治疗成分,能对青春痘起到辅助治疗的作用。但是,盲目选用化妆品也有可能起不到应有的功效,甚至会加重青春痘。化妆品既能"美容",也可能会"毁容",怎样正确选用适合自己的化妆品非常重要。

① 面部清洁产品的选用:油性及易患痤疮的皮肤,清洁要做到有效去除表面多余的油脂,但又不引起刺痛、瘙痒等不适。因此,理想的清洁产品应该是温和而不会引起粉刺、刺激和过敏的。

洁面皂去污能力比较强,但通常为碱性,容易引起皮肤干燥,因此仅推荐偶尔使用于皮肤较厚并且非常油腻者;乳剂,也就是我们常说的洗面奶,能够温和清洁,渗透作用较强;而有些清洁产品加入了发泡剂,因此泡沫丰富,去污能力较强,但也容易引起刺激,对于皮肤较干燥和敏感者,不推荐使用;还有一种半固态的胶冻状清洁剂,即凝胶,其含有较多的水分,具有保湿和清爽的效果。对于皮肤油脂较多者,可选用洗面奶或泡沫洁面乳,而夏季和轻中度油性皮肤可选用洁面啫喱。

面部清洁的次数不可过于频繁,以早晚两次为宜,有些病人认为油性皮肤油脂多,要多洗脸,其实过于频繁的洗脸反而会刺激皮脂腺分泌更多的油脂,从而形成恶性循环。

② 收敛水的选用:爽肤水可以去除洁面后皮肤残留的

皮脂,而收缩水由于加入了水杨酸、金缕梅等角质溶解成分,可以减少皮脂分泌,同时收缩毛囊皮脂腺导管开口,减少皮脂排泄。油性皮肤宜选用控油、收缩毛孔的爽肤水和收缩水,干性皮肤应选用具有保湿、滋润作用的柔肤水、化妆水。但不论何种肤质,都应注意避免选用含乙醇成分等刺激性的收敛水。

③ 保湿产品的选用:"我的皮肤很油了,还需要保湿吗?"其实,"油"和"湿"是两个完全不同的概念,即使很油的皮肤,也常常会有干燥问题,而痤疮病人因为常常使用控油和祛痘的产品,更容易出现干燥、脱屑等情况。因此,即使是油性皮肤,也要注意保湿护理。

单纯油性皮肤可选用轻、中度的保湿水剂或乳液,秋、冬等干燥季节可选用稍厚重的霜剂;而油性伴敏感性皮肤或干性皮肤,宜选用高度保湿的霜剂。

④ 防晒产品的选用:紫外线可使皮脂分泌增多,可能诱发痤疮。此外,紫外线还可引起光损伤、光老化,因此选用合适的防晒产品是非常必要的。防晒剂可分为物理阻挡剂、化学吸收剂和生物活性物质。物理防晒剂常常较为厚重,而化学防晒剂相对较为轻薄。实际上很多防晒产品都兼有物理和化学的防晒成分。油性皮肤者应尽量选用以化学防晒剂为主、较为轻薄的产品,以免刺激毛孔,导致痤疮发生。

消费者常常会在防晒产品的外包装上看到 SPF、PA 等标记,这是什么意思,该选用多少数值的产品呢? 通俗地

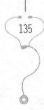

说,SPF 主要是通过检测产品对皮肤晒红、晒伤防护能力而得到的数值,它的反应光谱主要是 UVB;而 PA 主要是产品对皮肤晒黑的防护能力而检测得到数值,同时也是对光老化等慢性损伤的防护效果,其反应光谱为 UVA。理想防晒产品要求安全性高、具有化妆品的特征、提供依从性,光毒性低、适宜大面积使用,既防 UVA、又防 UVB,并且光稳定性好。一般来说,日常生活可选用 SPF 值在 10~15 之间,PA + 的防晒产品;逛街购物可选用 SPF 值在 15~20 之间,PA ++ 的防晒产品;旅游可选用 SPF 值在 20~30 之间,PA +++ 的防晒产品;游泳、日光浴需选用 SPF 值在 30 以上,具有防水性标识的防晒产品,并且 2~3 小时补用 1 次,若进行水下活动,需 80 分钟补用 1 次。此外,防晒产品需要一定时间才能被吸收并发挥作用,所以应在出门前 15~30 分钟涂抹,暴晒时才想起来使用防晒产品的做法无异于亡羊补牢了。

值得一提的是,虽然 SPF 和 PA 值越高,防护的效果越强。但是,防晒剂种类和用量的增加,对皮肤危害的风险也会增加。因此,不能一味追求高强的防晒效果,而是应该根据日光暴露的情况,选择适当的防晒等级产品。

⑤ 彩妆的选用:理论上来说,青春痘病人最好不要使用彩妆,因为很多彩妆产品含有较多的油脂和粉质,容易刺激毛囊口从而加重痤疮。但是,对于爱美的朋友们,常常会希望通过化妆来改善面容,而有些病人朋友因为职业等需要,不得不化妆。那么,在彩妆的选用上,需要注意哪些问

题呢?

青春痘病人化妆应掌握以下几个原则：a. 尽量少化妆，需要时尽量化淡妆，卸妆一定要彻底。b. 在选择彩妆时，尽量选择质地较轻薄、颗粒较小、透气性好的产品，如粉底液、粉底霜、遮瑕霜等。在使用护肤品后，彩妆前，应涂抹一层亲水性的隔离霜，这样能有效地隔离外界的刺激。c. 在痤疮的炎症期尽量不要使用彩妆。d. 使用了彩妆后一定要彻底卸妆，应使用专门的卸妆产品充分卸除彩妆，这一点非常重要。

4. 化妆品的正确使用方法

对于广大的消费者来说，化妆品必定不是陌生名词，大家都或多或少使用过各种化妆品。但你使用的方法是否正确？长期使用是否都让这些产品发挥其功效呢？

首先介绍一下各种化妆品的使用顺序。很多年轻朋友，尤其是爱美的女孩，化妆桌上常常会有一大堆各种各样的化妆品，那么我们为这些产品的使用排个序吧。

通常按照化妆品的质地，即厚薄程度来排序，也就是说越稀薄的产品越早使用，越黏稠的产品越后使用。因为厚重的化妆品，尤其是油性的化妆品，使用后容易在皮肤表面形成一层"保护膜"，在之后使用的化妆品就很难渗透进去。因此，爽肤水、柔肤水等水剂通常在洁面后最先使用，而精华液、凝胶等在其后使用，最后才使用较为厚的乳液、霜剂等护肤品。

① 洁面产品的使用：洁面的次数不是越多越好，具体

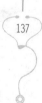

可以根据油脂分泌的情况而定，通常每日 1~2 次即可。洁面的时间也有讲究，生理学家把晚上 10 点到凌晨 2 点定为"黄金时光"。因此，应尽量在晚上 10 点前完成洁面、卸妆和面部护理的工作。

在洗脸时，最好先用热毛巾的蒸汽敷脸，让毛孔彻底敞开。将洁面产品置于掌心，先用温水先在手掌心揉搓出泡沫，再将洁面产品涂抹在面部皮肤，根据皮肤的纹理走向，从额头开始，沿太阳穴、眉、鼻、脸颊、唇周、下巴的顺序，运用中指和无名指轻柔打圈 1~2 分钟，最后用清水冲洗干净。注意：不要用力在脸上揉搓，以避免拉扯对肌肤造成伤害。

有些皮肤较油的朋友喜欢使用洁面海绵或洁面刷来洗脸，这些物品如果使用正确，可以起到按摩面部，清洁刺激毛孔的作用。但值得注意的是，这些物品如果使用次数过于频繁，或者用力太大，会对皮肤造成刺激，产生红肿、干燥等问题。因此，对于敏感性皮肤的朋友，不宜用这些物品来洗脸。

② 收敛水的使用：洁面后，使用具有收敛作用的爽肤水或柔肤水能够收缩毛孔，使皮肤紧致，同时减少皮脂排泄。在洁面后立即使用收敛水，可将收敛水倒一元硬币大小于手心，合十后轻轻地拍在脸上，先拍在两颊，再拍到额头和下巴等部位，用双手轻轻地按压，这样的使用手法不但可以节省用量，更重要的是对肌肤的补水滋润更有效。而将收敛水浸湿在化妆棉上，以鼻子为中轴线，按照皮肤纹理

的方向涂抹至全脸,这样的手法不但可以让眼周等细节都可以充分涂抹与按摩,擦拭动作还可以帮助去除老化角质细胞,令肌肤干爽清洁。

③ 精华素的使用:精华素应该在清洁完皮肤,均匀涂抹收敛水后使用。柔肤水能让毛孔在清洁后的收缩状态重新张开,从而有利于精华素深入肌肤达到深层营养。具体的使用方法:取2滴精华素至掌心,先由面部中间开始,向两侧面颊边按边推开;再由两颊部由下至上,边托举边按揉;额头部分由下往上涂抹并按揉。通过这样的按摩手法,可促进面部轮廓的紧致。

通常我们的皮肤使用一种精华素即可,因为精华素的营养成分很高,使用过多反而会给肌肤增加负担。在特殊情况下需要使用两种精华素时,使用顺序首先是根据其质地来决定,先使用质地较稀薄的,再使用较浓稠的;二是根据精华素到达肌肤的深度来决定,通常精华素有效成分作用于皮肤的深度依次为保湿、美白、抗皱。

④ 保湿产品的使用:面部保湿类产品常常含有丰富的营养物质,使用时若不注意卫生,容易造成污染引起变质。应先用专用的小勺舀出适量的护肤品置于掌心,左右手合十将面霜均匀地分开于两掌心中。先按压在两颊颧骨处,再按在下巴和额头。轻轻地由两颊开始,将护肤品慢慢地轻按压进肌肤。这样做的好处:一方面不会由于护肤品质的密稠,用力推抹拉扯肌肤;另一方面也不会由于过度的摩擦造成护肤品中活性成分的流失。

⑤ 防晒产品的使用：防晒产品使用时，需注意以下几点：

首先是防晒产品的使用量：我们可能不知道，防晒产品的 SPF 和 PA 等级是在用量为 2 毫克/平方厘米的情况下测定的，而防晒产品的防护效果会随着使用量的减少而下降。也就是说，如果我们平时涂抹的量太少，就无法达到产品实际标注的防护效果，因此防晒产品涂抹的第一要素是"足量"。在涂抹时要轻拍，使之均匀分布，而不应该来回揉搓，更不要用力按摩，以防产品中的粉末成分被挤压入皮肤沟纹或毛孔中，从而刺激毛孔。

其次是防晒产品的防护效果并不持久：正确的使用方法应该是反复多次使用，每隔 2~3 小时要重复涂抹 1 次。若在户外活动出汗较多或进行游泳等活动时，皮肤长时间受水浸泡，涂在皮肤上的防晒产品很容易被稀释或冲洗掉。因此，在这些情况下，要选用具有"防水"或"抗水抗汗"标识的产品。

再次是由于防晒成分与皮肤结合而发挥防晒功效需要一个过程：因此要在日光暴露时得到防护，应该在出门前 15~30 分钟就涂抹，而不是现涂现用。

最后，防晒产品不是营养品：在脱离日光暴露后，应立即清洗，以防刺激毛孔，引起痤疮、过敏等。清洁时建议使用卸妆产品而不是平时用的洗面奶，因为许多物理性的防晒霜里含有粉末状的防晒颗粒，必须经过卸妆的步骤才能彻底清洁干净。

⑥ 彩妆的使用：使用彩妆需注意不要频繁地化浓妆，也不要长时间带着浓妆。睡觉前一定要将彩妆卸除，切不可带着彩妆睡觉。化妆要有间歇，卸妆也要彻底，如果彩妆长期堆积于皮肤表面，会影响皮肤正常的新陈代谢，也容易刺激毛孔，引发痤疮。避免不同品牌的彩妆产品同时使用，因为不同厂家的产品在原料配方上容易发生相互作用，从而诱发皮肤问题。多种功效的彩妆重叠使用，也可能会增加皮肤的负担。

化妆所用的工具应勤洗勤换。粉扑、海绵、眉笔等工具使用后容易沾染皮脂、汗液、粉尘和细菌，受潮后还会发霉。因此，化妆工具一定要保持清洁干燥，并定期更换。

青春痘与敏感性皮肤

在门诊经常会听到这样的抱怨："我的皮肤本身就敏感，还长痘痘，这该怎么办啊？"那么，应怎样护理我们的肌肤呢？其实，任何皮肤屏障功能下降或疾病均会导致敏感性皮肤发生。痤疮作为一种皮肤屏障功能受损的疾病，加上治疗护理不当，常会与敏感肌肤相伴而行。

1. 何谓敏感性皮肤

首先，我们需要明确两个概念："敏感性皮肤"和"皮肤过敏"。敏感性皮肤是指肌肤的感受力较强、抵抗力弱且受到外界刺激后会产生明显反应；而皮肤过敏是指皮肤接触各种过敏原后，出现红肿热痛等现象。简而言之，敏感是一种状态,而过敏是一种症状。敏感性皮肤容易过敏,而过敏的皮肤不一定敏感。

从原因上来说,敏感性皮肤有先天性和后天性之分。前者主要与遗传及体质有关;后者主要与环境因素、内在疾病、精神因素、保养不当、滥用化妆品等多种因素致皮肤耐受性降低有关。而诱发皮肤过敏的因素有食物、药物、化妆品、异物(金属、动物皮毛、油漆)等。从表现上来说,敏感性皮肤较薄、脆弱、毛细血管显露,容易发红,且呈不均匀潮红,时有痒感及小红疹出现。皮肤过敏时表现为发红、充血、瘙痒、出现皮疹甚至水疱,严重者还会脱皮。

2. 患青春痘的敏感性皮肤应怎样护理

不同的问题导致皮肤敏感时,皮肤屏障功能损伤的程度是不一致的,痤疮病人的皮肤都比较敏感。那么,易患青春痘的敏感肌肤应怎样护理呢?

有调查表明,有近40%的人认为自己是敏感性皮肤,而这种皮肤问题的确给人们带来不小的困扰,而青春痘的困扰让本来娇嫩的肌肤变得更加"弱不禁风",如果护理不当,无异于雪上加霜。

① 注意皮肤的防护:敏感性皮肤的人,首先要做好皮肤的清洁工作,污垢是过敏的源头。皮肤清洁要选用温和的洗面奶,一天不要超过两次,使用温水洗脸。平时一定要注重保湿补水和防晒,保湿能够缓解皮肤的敏感性,相反,有不少敏感可因皮肤缺水而加重。防晒最好选以物理性防晒为主,选择低防晒系数的产品(SPF15~20,PA+~++)。

高防晒系数的产品化学性防晒成分也高,容易对皮肤产生刺激,诱发过敏。对有化妆习惯的朋友,高质量、具有防晒功能的粉底是不错的选择,因为粉底的防晒是以物理性为主的,相对来说刺激性较小。外出时,在阳光下最好戴遮阳帽和墨镜。

② 谨慎选用化妆品:痤疮发生的主要因素之一是皮脂分泌过多,痤疮导致的敏感性皮肤相对其他情况下的皮脂含量较高,皮脂分泌旺盛的部位具有较高的敏感性,容易在外界刺激下出现皮肤屏障功能受损导致敏感,提示这种状态的皮肤皮脂分泌旺盛与皮肤屏障功能受损同时存在。因此,对化妆品的选择上,一定要颇为慎重,应选择使用舒敏、保湿并兼顾控油的医学护肤品,使用的清洁剂能去除皮肤表面多余的皮脂(主要由皮脂腺分泌),但不损伤参与表皮屏障的结构脂质,如神经酰胺、胆固醇等;保湿剂可选用水包油型的清爽乳液,既保湿又不油腻;防晒剂含氧化锌和二氧化钛等物理防晒剂为主,可选择清爽的乳液型或喷雾型,在早期炎症较重时可暂不使用。用惯的化妆品最好不要随便更换,若要使用新的化妆品,应先做皮肤试验,方法是将要使用的化妆品涂抹在耳后和前臂内侧皮肤比较细嫩的地方,使用2~3天,以观察其反应,若出现异常反应,如红肿、发疹、瘙痒等,应必须避免使用这种化妆品。

③ 避免刺激与过敏原:对于敏感性皮肤病人,更加容易出现皮肤过敏,因此要远离已知的过敏原,避免接触有可能导致过敏的物质。在春季花粉飞扬的地区,要尽量减少

外出,避免引起花粉过敏。敏感性皮肤耐受性较差,保养时以简单的洁肤护肤为主,应尽量减少蒸脸、按摩、去角质等护理,避免皮肤再次受到伤害。彩妆会增加皮肤的负担,敏感皮肤尽量不要化妆或不化浓妆;必须化妆时,要减少上妆时间,卸妆时也必须温和彻底。如果出现皮肤过敏症状,应立即停止使用任何化妆品,对皮肤进行悉心保养,必要时要到正规医院就诊。

④ 出现问题后要正确及时就医,切忌病急乱投医:很多敏感性皮肤病人就医心情十分迫切,尤其是当皮肤问题日益严重,皮肤状况每况愈下时。令人担忧的是,在就医这方面,存在很多误区:有些病人未能到正规医院就诊;有些到医院就诊后不能按照医嘱正确用药,敏感状况已发生改善后仍不去复诊,而一味长期应用急性期的药物;更有甚者,只是根据朋友建议或经验自行到药店购买药物使用,或使用一些"偏方"、"秘方"。这些情况常导致敏感性皮肤得不到及时正确的治疗,反而在众多不良刺激下,越发敏感和脆弱,甚至有些病人还因治疗不当患上了"激素依赖性皮炎"。

因此,当痤疮、敏感性皮肤出现问题时,应及时就诊,根据专业医生的指导正确用药,切忌病急乱投医。此外,急性期和缓解期用药存在不同,一旦病情缓解应及时复诊,调整治疗方案。

⑤ 生活规律,饮食调理:生活要有规律,保持充足的睡眠、愉快的心情,健康的饮食习惯、排便习惯。运动能增进

血液循环,增强皮肤抵抗力,进入最佳状态。在饮食上,多吃一些水果、蔬菜,特别是富含维生素 C、B 族维生素食物。避免乙醇、调味料、辛辣食物与咖啡、浓茶,这些食物对肌肤都有刺激性。

青春痘与男性皮肤护理

随着人们生活条件的日益改善,大家对皮肤护理越来越关注,"美容护肤"也不再是女性的专利。红楼梦中说:"男人是泥做的,女人是水做的。"似乎在告诉我们男性相对女性来说,难免"粗糙"一些。那么,男性皮肤真的就那么"壮实"吗?

实际上,大多数男性由于是油性或混合性偏油性的肌肤,皮脂腺分泌旺盛,皮肤油腻,并且毛孔粗大,更容易出现毛孔刺激,形成粉刺、痤疮。

1. 男性皮肤与女性皮肤有哪些区别

首先,让我们了解一下男性皮肤与女性皮肤有哪些区别。从生理上来说,男性由于雄激素睾酮的作用,在以下几个方面与女性呈现差异:男性皮肤厚度较女性为厚,抵抗力较强。皮肤紧致度和弹性较女性好,但老化时其下降速度较快;皱纹比女性出现较晚,但一旦出现皱纹,其增长速度和深度都较女性显著,简而言之,男性皮肤较女性老化出现得晚而快速。男性的皮脂腺分泌较女性旺盛,因此皮肤较油腻,与之相关的皮肤问题也较常见;毛孔也较粗大而明显。男性较女性容易出汗，尤以额部显著。

其次，由于生活习惯不同，男性较女性可能更多地存在缺乏睡眠、疲劳、长时间面对电脑屏幕、吸烟、饮酒等问题，这些都会对皮肤造成不良影响。此外，男性需要经常剃须，而常常会被大家所忽视的是，剃须将对皮肤产生经常性的刺激，使男性朋友的皮肤更加敏感脆弱。

我们都知道，气候原因，如寒冷、风、热、日晒等都会对皮肤产生影响，尤其是暴露部位，如面部等。而很多男性朋友常常疏于使用个人护肤产品，皮肤相对女性来说缺乏保护，而使皮肤易于激惹。

2. 男性更容易出现的皮肤问题

随着社会的进步，男性的美容意识不断增强，男性皮肤问题越来越不容忽视，那么，男性相对女性而言，哪些问题应引起重视呢？

首先是"皮厚"，男性皮肤比女性厚 16% 以上，含有更多的表皮细胞组织，细胞更新需要消耗更多的水分和能量，对于护肤保养品的吸收能力较弱。如果选择的护肤品渗透能力不好的话，很容易被厚厚的角质层阻挡在外，无法吸收其中的营养成分。我们在生活中也会发现，男士是否涂抹护肤品效果好像并非很明显。因此，需要选择清洁效果好的洁面产品去除表面污垢，护肤品应选择功能强、渗透性强的产品，使护肤品能较好地被皮肤吸收，达到保湿、润肤的效果。

其次是"油多"，男性皮肤油脂分泌较女性高出一半以上，男性皮肤含更多和更活跃的皮脂腺，自然比女性多油。大多数男性是油性或混合性偏油性的肌肤，且毛孔粗大。这种皮肤一旦护理不善，很容易出现黑头、粉刺、痤疮等问题。因此，男性专用护理品着重强化控油效果，平衡油脂分泌，强调深层洁肤。

还有"敏感"问题：剃须会带来经常性的损伤和刺激，剃须会强行剥离尚未自然脱落的表皮细胞，使皮肤敏感；对皮肤护理的忽视也是皮肤敏感的原因之一。因此，男性护肤品的使用以及剃须用品的选择和护理非常重要。

"老化迅速"是男性皮肤的又一特点，男性皮肤含有更多的胶原纤维，使老化延迟，因此老化发生得较女性为晚，但男性一旦出现皮肤老化，其进程常常较女性迅速，导致皮肤弹性急剧下降、深皱纹形成，而剃须、吸烟也会加剧老化。因此，男性朋友应注意抗衰老的护理，如注意防晒、改变不良的生活习惯等。

3. 男性护肤品应怎样选择

男性朋友应怎样选择适合自己的护肤品呢？这里面也有很多学问。

女性肤质较男性薄，化妆品里所添加成分以滑嫩肌肤、锁水保湿、去皱滋养为主，所散发的香氛也是根据女性的特征设计，而中老年女性使用的化妆品，含有丰富的营养成分。这些化妆品如用在男士的脸上，可能会导致营养过剩，刺激毛孔引发皮肤问题，更易发生粉刺、痤疮等。男性护肤品的配方主要针对油性和痤疮等问题的肌肤，不同于以"美白"为目的的女性护肤品,所需的护肤品以清爽、有效清洁、修复、健康润泽为主。

男性注重简约、内涵,因此男士护理程序应力求简单快捷,主要包括3个步骤:清洁、调理与滋润。每个步骤每次1分钟,早晚各1次,每天只需几分钟即可。面部清洁为男性护肤的首要步骤,如果单纯地增加洗脸次数,只会使皮肤水分流失,油脂分泌更旺盛,导致面部油水失衡。因此,要针对不同的皮肤类型选择相应的洁面产品,油性肌肤可选择美容香皂或去污力强的泡沫状洁面乳;炎性痤疮皮肤可选择具有消炎功能的洁面皂与洁面乳;干性皮肤宜选用营养型洗面奶。男性一般很少使用收敛水,其实收敛水对毛孔粗大的油性肌肤,可以起到清除表皮残余的油脂,收敛毛孔并保持肌肤pH值呈弱酸性的作用,达到肌肤柔软的功效,使洁面、剃须后的感觉更舒适。在洁肤、爽肤后,每天早晚可选择清爽型乳液及面霜。男性由于其生理的特点和生活方式、环境的影响,皮肤虽然油脂较多,却常常处于缺水的状态。因此,保湿不只是干性皮肤的专利,各种类型的皮肤都有保湿的需求,而冬、春季更是面部护理的关键季节。

挂号费丛书·升级版
总 书 目

1. 专家诊治糖尿病并发症　　　（内　科）

2. 专家诊治痛风　　　　　　　（内　科）

3. 专家诊治血脂异常　　　　　（内　科）

4. 专家诊治过敏性疾病　　　　（内　科）

5. 专家诊治失眠症　　　　　　（内　科）

6. 专家指导高血压治疗用药　　（内　科）

7. 专家诊治冠心病　　　　　　（心 内 科）

8. 专家诊治高血压病　　　　　（心 内 科）

9. 专家诊治心肌梗死　　　　　（心 内 科）

10. 专家诊治心律失常　　　　　（心 内 科）

11. 专家诊治心脏疾病　　　　　（心胸外科）

12. 专家诊治血管疾病　　　　　（心胸外科）

13. 专家诊治消化性溃疡　　　　（消 化 科）

14. 专家诊治慢性胃炎　　　　　（消 化 科）

15. 专家诊治胃病　　　　　　　（消 化 科）

16. 专家诊治肠道疾病　　　　　（消 化 科）

17. 专家诊治脂肪肝　　　　　　（消 化 科）

18. 专家诊治肝病　　　　　　　（消 化 科）

19. 专家诊治胆囊炎与胆石症　　（消 化 科）

20. 专家诊治胰腺疾病　　　　　（消 化 科）

21. 专家诊治肥胖症　　　　　　（内分泌科）

22. 专家诊治甲状腺疾病　　　　（内分泌科）

23. 专家诊治甲状腺功能亢进症　（内分泌科）

24. 专家诊治糖尿病　　　　　　（内分泌科）

25. 专家诊治更年期综合征　　　（内分泌科）

26. 专家诊治支气管炎　　　　　（呼 吸 科）

27. 专家诊治支气管哮喘　　　　（呼 吸 科）

28. 专家诊治肺炎　　　　　　　（呼 吸 科）

29. 专家诊治肺病　　　　　　　（呼 吸 科）

30. 专家诊治肺结核病　　　　　（呼 吸 科）

31. 专家诊治打呼噜与睡眠呼吸障碍（呼 吸 科）

32. 专家诊治中风　　　　　　　（神 经 科）

33. 专家诊治老年期痴呆　　　　（神 经 科）

34. 专家诊治癫痫　　　　　　　（神 经 科）

35. 专家诊治帕金森病　　　　　（神 经 科）

36. 专家诊治头痛　　　　　　　（神 经 科）

37. 专家诊治眩晕症	（神 经 科）	54. 专家诊治子宫疾病	（妇 科）
38. 专家诊治肾脏疾病	（肾 内 科）	55. 专家诊治妇科肿瘤	（妇 科）
39. 专家诊治肾衰竭尿毒症	（肾 内 科）	56. 专家诊治女性生殖道炎症	（妇 科）
40. 专家诊治贫血	（血 液 科）	57. 专家诊治月经失调	（妇 科）
41. 专家诊治类风湿关节炎	（风 湿 科）	58. 专家诊治男科疾病	（男 科）
42. 专家诊治乙型肝炎	（传 染 科）	59. 专家诊治中耳炎	（耳鼻喉科）
43. 专家诊治下肢血管病	（外 科）	60. 专家诊治耳鸣耳聋	（耳鼻喉科）
44. 专家诊治痔疮	（外 科）	61. 专家诊治白内障	（眼 科）
45. 专家诊治尿石症	（泌尿外科）	62. 专家诊治青光眼	（眼 科）
46. 专家诊治前列腺疾病	（泌尿外科）	63. 专家诊治口腔疾病	（口 腔 科）
47. 专家诊治乳腺疾病	（乳腺外科）	64. 专家诊治皮肤病	（皮 肤 科）
48. 专家诊治骨质疏松症	（骨 科）	65. 专家诊治皮肤癣与牛皮癣	（皮 肤 科）
49. 专家诊治颈肩腰腿痛	（骨 科）	66. 专家诊治"青春痘"	（皮 肤 科）
50. 专家诊治颈椎病	（骨 科）	67. 专家诊治性病	（皮 肤 科）
51. 专家诊治腰椎间盘突出症	（骨 科）	68. 专家诊治抑郁症	（心 理 科）
52. 专家诊治肩周炎	（骨 科）	69. 专家解读化验报告	（检 验 科）
53. 专家诊治子宫肌瘤	（妇 科）	70. 专家指导合理用药	（药 剂 科）